AF474700

LES ACTUALITÉS MÉDICALES

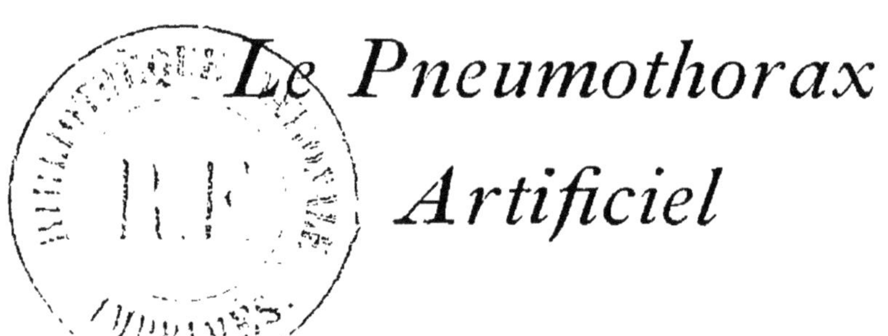

Le Pneumothorax Artificiel

LES ACTUALITÉS MÉDICALES

Collection de volumes in-16, de 96 pages, cartonnés. Chaque volume : 1 fr. 50

APERT. *Les Enfants retardataires.*
— *La Goutte et son traitement.*
AUVRAY. *Diagnostic de l'Appendicite.*
BARBIER et **ULMANN.** *La Diphtérie.*
BÉCLÈRE. *Les Rayons de Röntgen et le Diagnostic des Maladies.* 3 vol.
BERNARD (Léon). *Le Pneumothorax artificiel.*
BORDIER. *Les Rayons N et les Rayons N_1.*
BOUFFE DE SAINT-BLAISE. *Les Auto-intoxications de la grossesse.*
BRAQUEHAYE. *La Gastrostomie.*
BROUARDEL. *Les Accidents du travail.* 2e éd.
CARNOT. *Les Régénérations d'organes.*
CATHELIN. *Le Cloisonnement vésical.*
CERNÉ et **DELAFORGE.** *La Radioscopie clinique de l'estomac.*
CHANTEMESSE et **BOREL.** *Mouches et Choléra.*
— *Moustiques et Fièvre jaune.*
CHAVANNE. *Le Traitement de la Surdité.*
CHIPAULT. *Chirurgie nerveuse d'urgence.*
CLAUDE. *Cancer et Tuberculose.*
COLLET. *L'Odorat et ses Troubles.*
COURMONT et **DOYON.** *Le Tétanos.*
CRÉMIEU. *Radiothérapie dans les maladies du sang et de l'appareil lymphatique.*
DAUSSET. *La Chaleur et le Froid en thérapeutique.*
DELHERM et **LAQUERRIÈRE.** *L'Ionothérapie électrique.*
DENY et **CAMUS.** *Les Folies intermittentes.*
DENY et **ROY.** *La Démence précoce.*
DOR. *La Fatigue oculaire.*
EMERY. *Traitement de la syphilis.* 2e édit.
ENRIQUEZ et **SICARD.** *Les Oxydations de l'Organisme.*
FROUSSARD. *Le Traitement de la Constipation,* 2e édit.
GAREL. *Le Rhume des Foins.*
GASTOU. *L'Ultramicroscope.* 2e édit.
— *Les Maladies du Cuir chevelu.* 2e édit.
— *Hygiène du Visage.*
GASTOU et **GIRAULD.** *Diagnostic de la Syphilis.*
GAULTIER. *Technique de l'exploration du Tube digestif.*
— *Calculs biliaires et Pancréatites.*
— *Les Dilatations de l'Estomac.*
— *Les Opsonines.* 2e édit.
GILBERT et **LION.** *La Syphilis de la Moelle.*
GILLES DE LA TOURETTE. *Les Myélites syphilitiques.*
— *Le Traitement de l'Épilepsie.*
GOUGET. *L'Artériosclérose et son traitement.* 2e édit.
GRASSET. *Diagnostic des Maladies de la Moelle.* 3e édit.
GRASSET. *Diagnostic des Maladies de l'Encéphale.* 2e édit.
GUISEZ. *Trachéobronchoscopie et Œsophagoscopie.*
HORAND. *Syphilis et Cancer.*
JOUAUST. *Les Traitements des Entérites.*
KEIM. *Les Médications nouvelles en obstétrique.*
LABBÉ (H.). *Les Médications reconstituantes.*
— *La Diathèse urique.*
LABBÉ (M.). *Le Cytodiagnostic.* 2e édit.
— *Le Sang.* 2e édit.
LANNOIS et **POROT.** *Les Thérapeutiques récentes dans les maladies nerveuses.*
LEGUEU. *Le Rein mobile.*
LE NOIR. *L'Obésité et son traitement.*
LÉPINE. *Le Diabète.* 2 vol. 2e édition.
LÉVY et **BAUDOIN.** *Les Névralgies.*
LIPPMANN. *Le Pneumocoque.*
MARFAN. *Le Rachitisme.*
MAUBAN. *L'Arthritisme.*
— *L'Acétonurie et son traitement.*
MILIAN. *Traitement de la Syphilis par le 606.*
MINET et **LECLERCQ.** *L'Anaphylaxie.*
MOSNY. *La Protection de la santé publique.*
MOUCHET. *Chirurgie intestinale d'urgence.*
NATTAN-LARRIER. *Les Médications préventives.*
NICOLAS et **JAMBON.** *Hygiène de la peau et du cuir chevelu.*
OPPENHEIM et **LŒPER.** *La Médication surrénale.*
PAUCHET. *Chirurgie des Voies biliaires.*
PÉHU. *L'Alimentation des enfants malades.*
POUSSON. *Traitement chirurgical des Néphrites médicales.*
RAIMONDI. *Puériculture et Pouponnières.*
REGIS et **VERGER.** *La paralysie générale traumatique et les accidents du travail.*
RÉGNIER. *La Mécanothérapie.*
— *Radiothérapie et Photothérapie.*
RICHE. *Les Etats neurasthéniques.*
ROUX (J.). *Les Névroses traumatiques.*
SACQUÉPÉE. *Les Empoisonnements alimentaires.*
SAINTON et **DELHERM.** *Les Traitements du Goitre exophtalmique.*
SEZARY. *Tuberculinothérapie et Sérothérapie antituberculeuse.*
TEISSIER. *Les Albuminuries curables.*
TRIBOULET et **COYON.** *Le Rhumatisme articulaire aigu en bactériologie.*
VASCHIDE et **PIÉRON.** *Psychologie du Rêve.*
VILLEMIN. *Le Canal vagino-péritonéal,*
WICKHAM et **DEGRAIS.** *Le Radium dans le traitement du Cancer.*
WIDAL et **JAVAL.** *La Cure de Déchloruration.* 2e édit.
ZIMMERN. *La Fulguration.*
ZIMMERN et **TURCHINI.** *Courants de haute fréquence et d'Arsonvalisation.*

LES ACTUALITÉS MÉDICALES

Le Pneumothorax Artificiel dans le Traitement de la Tuberculose Pulmonaire

PAR

Le Dr Léon BERNARD
Professeur agrégé à la Faculté de médecine de Paris,
Médecin de l'hôpital Laennec.

Avec figures dans le texte

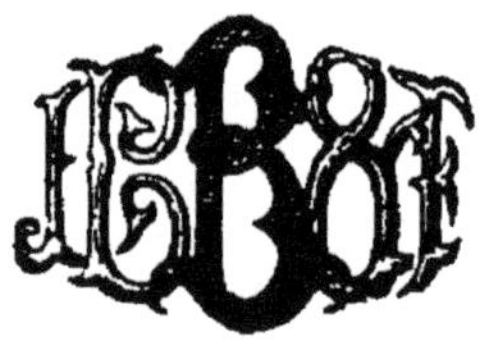

PARIS
LIBRAIRIE J.-B. BAILLIÈRE ET FILS
19, Rue Hautefeuille, près le Boulevard Saint-Germain

1913

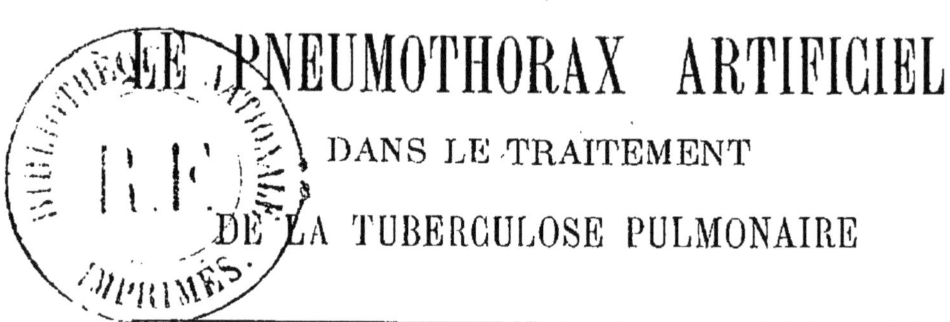

LE PNEUMOTHORAX ARTIFICIEL DANS LE TRAITEMENT DE LA TUBERCULOSE PULMONAIRE

I. — HISTORIQUE ET PRINCIPE DE LA MÉTHODE

Après être restée de longues années à l'état de conception théorique, puis de pratique isolée, ignorée du grand public médical, la méthode du *pneumothorax thérapeutique* est aujourd'hui partout étudiée, discutée, appliquée, et même préconisée parfois avec un enthousiasme, qui contraste avec le silence, dont elle a été longtemps entourée. Par la persévérance de ses efforts à en perfectionner la technique, et à en faire connaître les résultats, Forlanini (de Pavie) méritait que la méthode portât son nom ; mais l'idée, dont elle dérive, est partie de France, bien antérieurement aux travaux du médecin italien.

Ce sont des cliniciens français qui firent la remarque des effets bienfaisants, qu'entraîne parfois chez les tuberculeux l'apparition d'un pneumothorax.

Depuis Laennec, on connaissait la fréquence de cette complication dans la phtisie, mais elle était généralement considérée comme mortelle. Cette opinion, formulée dans la thèse de Saussier, en 1841, était, avec preuves à l'appui, combattue par Woillez : celui-ci démontrait la curabilité de la perforation pulmonaire, et l'influence favorable exercée par le pneumothorax sur les lésions pulmonaires. « A la suite de la réparation anatomique de la perforation, dit cet auteur, il survient ordinairement une amélioration générale manifeste (1). »

Béhier devait soutenir les mêmes conclusions, dont Hérard, puis Potain, se firent les défenseurs écoutés.

Hérard, au Congrès d'Alger, en 1881, montrait que, à la suite du pneumothorax, les lésions tuberculeuses du premier ou du deuxième degré sont enrayées par la compression du poumon, qui diminue l'activité fonctionnelle de l'organe ; au troisième degré de la phti-

(1) WOILLEZ, Mémoire sur la guérison des perforations pulmonaires d'origine tuberculeuse (*Arch. de méd.*, t. II, déc. 1853).

sie, cette action mécanique accole les parois des cavernes, et favorise leur cicatrisation.

Potain fut le premier, dès 1888, à employer systématiquement les injections d'air dans la plèvre, chez les tuberculeux atteints d'hydropneumothorax, afin d'empêcher, par une action mécanique compressive, la réouverture d'une fistule pleuro-bronchique oblitérée, ainsi que le réveil des tubercules pulmonaires décomprimés, à la suite d'une simple thoracentèse.

On sait quelle fortune était réservée à cette thérapeutique, entre les mains des élèves de Potain, de Vaquez en particulier, dont les travaux l'ont fait entrer dans la pratique courante.

A vrai dire, avant Potain, quelques essais isolés de pareille méthode compressive peuvent être retrouvés, ainsi qu'il résulte des recherches intéressantes de Piéry et Roshem (1) : en 1822, un auteur anglais, Carson, conclut de ses recherches que la lenteur de la cicatrisation des lésions pulmonaires est due à l'élasticité du tissu de cet organe, qui mobilise constamment les parties altérées ; il pense que la production

(1) Piéry et Roshem, *Lyon méd.*, 1911.

d'un collapsus pulmonaire, en supprimant cette élasticité, favoriserait la cicatrisation ; et, réalisant chez le lapin le collapsus par incision d'un espace intercostal, il note l'absence d'accidents, et la parfaite tolérance de cet état par l'animal.

En 1834, Ramagde (de Londres) insiste beaucoup sur cette même idée dans son ouvrage sur la « Consomption pulmonaire », dans lequel il publie deux observations de « pneumothorax provoqué » chez des phtisiques, l'une involontaire, l'autre raisonnée.

Ajoutons qu'en 1885, Cayley, à Londres encore, rapporta une tentative de pneumothorax provoqué pour combattre une hémoptysie grave.

C'est vers la même époque, en 1882, que Forlanini (de Pavie) proposait le traitement systématique de la tuberculose par l'action compressive du pneumothorax artificiel ; mais il devait attendre dix ans pour mettre sa conception en œuvre, ou du moins pour publier ses premières observations, qui datent en effet de 1894.

Or, dans le même temps, des recherches analogues se poursuivaient en Amérique ; Murphy, ignorant les travaux du médecin italien, imaginait et préconisait la même méthode, dont il rapportait les premières applications chez ses malades en 1898 ; ces publications étaient bientôt suivies de celles de ses compatriotes, Schell, et Lemke.

Pour toute idée neuve, on trouve des précurseurs ; s'il est intéressant de faire leur part dans la découverte de la méthode du pneumothorax artificiel, il ne paraît pas contestable que ses initiateurs véritables furent Potain pour le traitement des affections pleurales, et Forlanini pour celui de la tuberculose pulmonaire ; et c'est à ce dernier qu'elle doit de s'être aujourd'hui imposée à l'attention de tous les phtisiologues.

Le nombre des cas publiés actuellement parait difficile à compter ; la méthode a été l'occasion d'une littérature considérable, dont la bibliographie complète ne saurait guère être rapportée avec quelque utilité. Il nous semble bien préférable d'exposer l'état actuel de la question, en nous inspirant à la fois des travaux parus en France et à l'étranger, et de notre expérience personnelle.

Principe de la méthode. — Le pneumothorax provoqué a pour but d'immobiliser le poumon et de restreindre l'activité de ses lésions, en utilisant une propriété fondamentale du tissu pulmonaire, l'*élasticité.*

En effet, on sait que le meilleur moyen de conduire vers une évolution favorable les lésions tuberculeuses, en général, est de mettre au repos l'organe atteint : ainsi en est-il des tuberculoses osseuses et articulaires, qui guérissent spontanément sous l'influence de l'immobilisation locale et des médications générales. Or, la physiologie du poumon impose à l'organe une mobilité constante ; seule, la suppression des mouvements respiratoires peut permettre son repos. On l'obtient en injectant dans la cavité pleurale un gaz, qui refoule le poumon.

En réalité, ce n'est pas tant le gaz qui refoule le poumon, que le poumon, parenchyme élastique, qui s'affaisse en raison de la suppression du vide pleural. Quoi qu'il en soit, de cet affaissement du poumon il résulte que la partie lésée revient sur elle-même ; que, l'air intrapulmonaire chassé, les alvéoles altérées se tassent, les parois des cavernes s'accolent ; et que ces lésions, ainsi conglomérées et fixées sur place, se trouvent dans des conditions favorables à leur cicatrisation.

Cette conception n'est que le développement des

idées que nous avons exposées, au début de ce chapitre, comme celles des inventeurs de la méthode. On a voulu, en outre, faire jouer un rôle aux modifications circulatoires provoquées par le pneumothorax ; le ralentissement de la circulation et l'hyperémie veineuse qui en résulte constitueraient une condition favorable à la défense du tissu pulmonaire contre le bacille de Koch (Steinbach, Cecikas) ; la stase lymphatique retarderait et diminuerait la résorption des poisons nés sur place (Lemke, Brauer, Deneke, Graetz). Quelle que soit la valeur de ces mécanismes, ils nous semblent moins importants que celui de l'immobilisation et du tassement des zones de parenchyme altérées.

Cette manière de voir invite à conclure que, pour que la méthode donne son plein rendement, il faut que l'immobilisation et la rétraction du poumon soient complètes. Or l'existence de lésions scléreuses, l'infiltration de matières néoformées diminuent l'élasticité du parenchyme, et sont un obstacle au collapsus de l'organe. Il faut donc savoir que, souvent, le médecin n'observe qu'une rétraction incomplète et une immobilité relative du poumon; et qu'il doit s'efforcer de réaliser la rétraction complète et l'immobilité absolue. La variabilité des résultats du pneumothorax dépend peut-être pour une part du degré de réussite obtenu à cet égard ; à coup sûr, la technique doit s'inspirer de ces principes.

II. — TECHNIQUE DU PNEUMOTHORAX ARTIFICIEL

La méthode de Forlanini consiste essentiellement dans l'injection de gaz dans la plèvre. On a maintenant, à peu près unanimement, abandonné l'injection de liquides. Après avoir employé l'air stérilisé, on s'adresse aujourd'hui plutôt à l'azote, dont la résorption est plus lente que celle de l'air.

Billon (de Marseille) a proposé d'injecter de l'azote chargé de vapeurs de goménol. Jusqu'à présent, nous ne savons pas que ce procédé se justifie par quelque avantage précieux.

Il est rare que l'on obtienne une rétraction complète, ni même notable, dès la première insufflation. Mais, quand bien même on atteindrait ce résultat, la résorption progressive du gaz rendrait temporaire l'établissement du pneumothorax, et illusoire le bénéfice à en espérer. Il faut donc renouveler les insufflations, et cela pendant de longs mois, et même des années, lorsque l'application de la méthode est possible et satisfaisante. De cela, le malade doit être averti, avant que l'on ne commence ; inutile d'entreprendre la cure sans son assentiment, disons même sa collaboration morale. Il faut ajouter que cette longue soumission à la thérapeutique n'est nullement inconciliable avec une vie normale, avec la capacité de travail, et que cette reprise de l'existence commune est même un des bénéfices les plus immédiats et les plus appréciables que tire le malade de sa cure.

La difficulté technique réside dans la nécessité de pénétrer, sans blesser le poumon, dans une plèvre dont la cavité est virtuelle ; cet inconvénient ne manquerait pas de se produire, si l'on se servait d'une aiguille, comme pour la thoracentèse en cas de pleurésie.

Deux méthodes générales ont été proposées pour réaliser artificiellement le pneumothorax. La première, instituée par Forlanini, réside dans la ponction de la plèvre avec une aiguille spéciale, munie d'un robinet à trois voies, dont l'une peut s'adapter à une seringue de sûreté, qui permet de vérifier si l'aiguille n'a pas piqué un vaisseau. La seconde a été indiquée par Brauer, qui considère la ponction comme aveugle et dangereuse, capable de blesser le poumon; il préfère lui substituer l'incision au bistouri des plans superficiels jusqu'à la plèvre, et, celle-ci découverte, l'introduction à coup sûr d'une canule mousse. C'est là un procédé sanglant, opératoire, qui complique singulièrement la pratique du pneumothorax artificiel. Avec la plupart des auteurs, et Küss en particulier, nous pensons qu'il faut le réserver à des cas spéciaux, notamment à ceux où la méthode est formellement indiquée, et où, cependant, les ponctions simples ont échoué, en raison d'adhérences pleurales ; il est alors préférable de faire appel au chirurgien, plutôt que d'abandonner l'essai du pneumothorax.

En dehors de ces circonstances exceptionnelles, la ponction de la plèvre avec un instrument spécial est possible et inoffensive : l'absence de blessure du poumon a été vérifiée expérimentalement chez le chien par Küss. Nous ne décrirons pas les divers instruments de ponction successivement inventés par Forlanini, par Schmidt, par Saugmann, par P. Courmont. Encore que ce dernier se recommande par sa simplicité, par la sécurité de son emploi, par sa fixité sur la paroi thoracique pendant la manœuvre, nous nous contenterons de décrire l'instrumentation inventée et préconisée par Küss (d'Angicourt), dont nous nous sommes constamment servi et toujours bien trouvé.

Instrumentation de Küss. — Cette instrumentation comprend un perforateur pour la première injection ; une aiguille pour les réinjections ; et un appareil à injection.

Le perforateur de première injection est composé des pièces suivantes. Ce sont :

Une canule, pourvue d'un œil latéral, et qui peut recevoir un trocart acéré de 1 millimètre de diamètre, ou un mandrin mousse.

Le mandrin mousse obture l'extrémité de la canule, mais il présente sur sa longueur un méplat, qui forme avec la canule un petit canal susceptible de faire communiquer l'œil latéral de la canule avec l'ajutage apportant l'azote. En tournant le mandrin d'un demi-tour sur lui-même, on ferme ou on ouvre la communication de ce canal avec l'œil de la canule.

L'ajutage latéral en verre reçoit le tube d'azote de la figure 2. Quand le robinet de la canule est fermé et que l'extrémité de la canule se trouve dans la paroi thoracique, il est facile de convertir cet index de verre en « seringue de sûreté » de Forlanini, en établissant une dépression de 10 à 15 centimètres dans le manomètre : qu'il vienne du sang ou de l'air, on en sera immédiatement averti ; ce dispositif a, sur la seringue de Forlanini, l'avantage de ne nécessiter, de la part de l'opérateur, aucun mouvement pour l'aspiration d'essai ; la manœuvre est faite entièrement

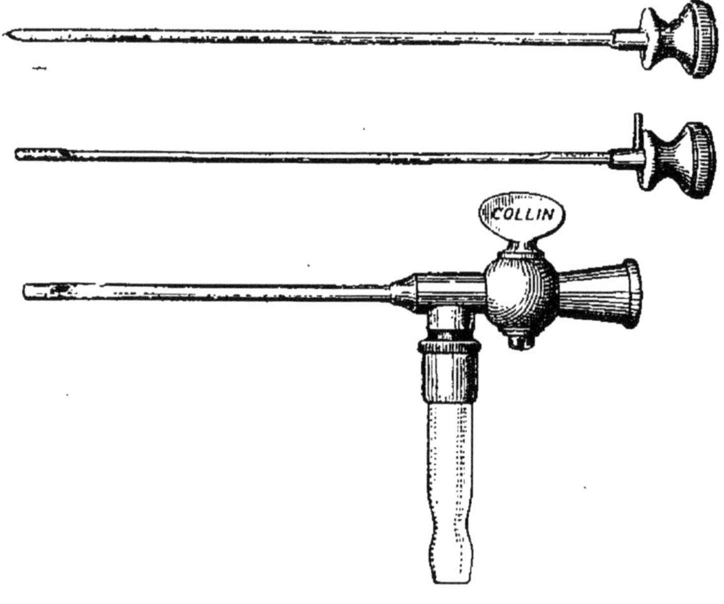

Fig. 1. — Perforateur de Küss.

par un aide, et ainsi l'opérateur ne s'expose pas à déplacer l'extrémité de l'instrument en faisant un effort.

L'aiguille, destinée aux réinjections, est une aiguille de 3 centimètres de long, munie d'un mandrin qui s'oppose à son obturation pendant la traversée de la paroi, et dont le faible dia-

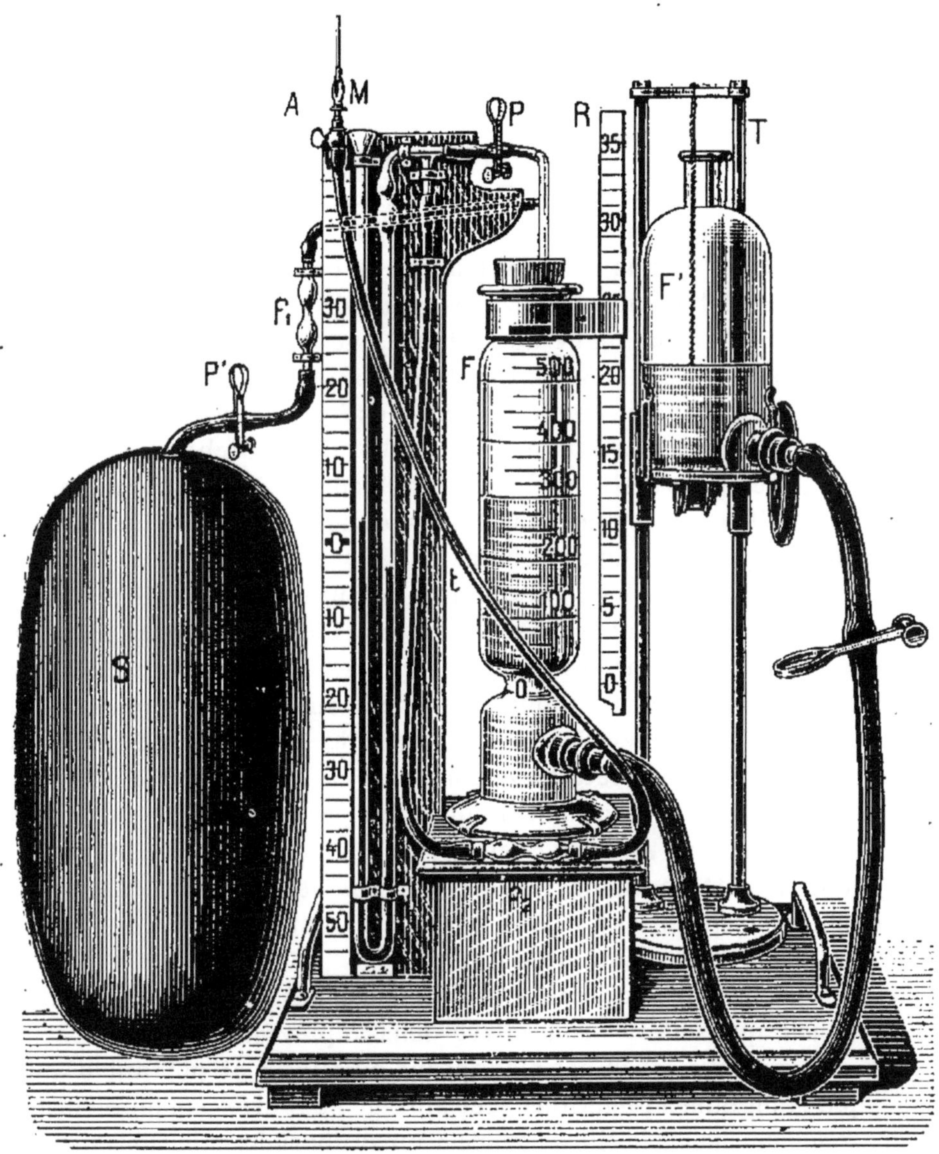

Fig. 2. — Appareil de Küss.

F, F′, flacons en communication l'un avec l'autre par un large tube de caoutchouc. Le flacon F sert de flacon mesureur. Le flacon F′, mobile, de 1 litre de capacité, sert à refouler par déplacement d'eau (solution de sublimé à 1 p. 1000) l'azote contenu en F, en ouvrant la pince P, ou à faire pénétrer dans le flacon F mètre (7 à 8 dixièmes de millimètre) ne provoque qu'un trou insignifiant.

l'azote du sac S, en ouvrant la pince P′ et en fermant P. La quantité du liquide est telle que, F′ étant au bas de sa course, le plan horizontal des deux niveaux passe par le zéro de la graduation, et que, F′ étant au haut de sa course, le flacon F soit complètement rempli sans pouvoir déborder; on peut, en élevant F′ à la main aussi haut que possible, produire une pression de 50 à 55 centimètres, toujours suffisante ; si, par exception, il fallait employer une plus forte pression, on n'aurait qu'à augmenter la longueur du tube de caoutchouc FF′.

T, treuil permettant d'élever le flacon F′ à la hauteur voulue par petits déplacements successifs, et de le ramener ensuite d'un seul coup au bas de sa course.

M, manomètre à eau donnant la mesure de toutes les pressions négatives, qui peuvent se produire, et des pressions positives jusqu'à 50 centimètres ; pour des pressions supérieures à 50 centimètres, il faudrait momentanément supprimer le manomètre en obturant son orifice libre ; l'une des branches est munie de deux boules de sûreté pour empêcher les projections du liquide ; l'autre branche, d'un entonnoir pour le remplissage du manomètre jusqu'au zéro ; une fenêtre est ménagée dans le support le long de cette branche, de sorte que les lectures manométriques peuvent être faites à la fois par l'opérateur et par l'aide, qui est placé de l'autre côté de l'appareil.

F_1, F_2, filtres de coton stérilisé, filtrant l'azote à son entrée dans l'appareil et à son entrée dans la plèvre.

A, ajutage à robinet s'adaptant au tube *t* et portant d'autre part l'aiguille à ponctions ; cet ajutage peut être fixé momentanément au niveau indiqué, grâce à un support de cuivre stérilisable par flambage.

R, règle mobile, glissant dans une coulisse à ressort, et servant à mesurer la différence des niveaux du liquide en F et F′.

S, sac de caoutchouc de 5 litres qu'on remplit d'azote avant de le fixer au filtre F_1.

Remarque. — Un dispositif spécial s'oppose à l'entraînement des bulles d'air, quand le flacon F′ se vide dans le flacon F.

L'appareil à injection est représenté par la figure 2, plus explicite qu'une description.

Première injection. — Le malade doit être placé dans une position qui ne l'incommode pas, car la durée assez longue de la manœuvre déterminerait une courbature pénible.

Le point de la ponction doit être choisi avec soin. Il y a deux zones d'élection, soit en avant, au niveau du troisième espace intercostal, pour une lésion de la base ; soit en arrière, dans le neuvième espace intercostal, sur la ligne axillaire postérieure, pour une lésion du sommet. Mais, en réalité, on choisit l'endroit qui paraît à la fois éloigné de la lésion pulmonaire principale, et libre d'adhérences pleurales ; à cet égard, un examen stéthacoustique soigneux et l'examen radioscopique donnent des indications, d'ailleurs fréquemment infidèles. En tout cas,il faut s'écarter des derniers espaces intercostaux : les ponctions basses, dans des thorax à culs-de-sac costo-diaphragmatiques profonds, s'opposent à l'écoulement du gaz.

Après asepsie de la peau à la teinture d'iode, on anesthésie l'espace intercostal par une injection de novocaïne-adrénaline ; il est bon également de faire, au préalable, une injection hypodermique de $0^{gr},01$ de chlorhydrate de morphine, pour éviter que le malade tousse pendant l'opération, et diminuer ses réactions réflexes.

Le sujet étant ainsi préparé, avec l'index gauche on repère la côte choisie, puis, avec le trocart monté dans la canule, on pique droit sur la côte; le long de celle-ci, on glisse jusqu'à son bord supérieur la pointe du trocart, qui est alors enfoncée sans quitter ce bord costal. A ce moment, on arrête le mouvement de pénétration ; sans bouger la canule fixée avec la main gauche, on enlève le trocart, et on le remplace par le mandrin mousse, tourné de telle manière que l'œil de la canule soit fermé; puis on poursuit le mouvement de pénétration. En enfonçant ainsi, on perçoit la résistance, et parfois même on entend le claquement, successivement du muscle intercostal externe, puis du muscle intercostal interne ; alors, on tourne de 180° sur lui-même le mandrin dans la canule ; celle-ci, par son œil, entre en communication avec l'appareil à gaz, et, si son extrémité se trouve bien dans la plèvre, libre et non en symphyse, le manomètre permet de le reconnaître grâce à ses amples oscillations. Alors on enlève le mandrin ; on ferme le robinet de la canule ; les oscillations deviennent encore plus grandes, et s'accompagnent d'une forte dépression. C'est à ce moment qu'on peut laisser entrer le gaz ; mais on ne doit le faire que lorsqu'on a constaté des oscillations amples et nettes, rythmées par la respiration.

Il arrive parfois que ces oscillations ne se produisent pas, ou sont d'une très faible amplitude ; cela tient à l'une des éventualités suivantes : ou la canule n'a pas pénétré dans la plèvre et se trouve encore dans la paroi ; on s'en assure en refermant l'œil de la canule, en enfonçant celle-ci davantage, et en répétant la manœuvre. Ou bien la canule est bouchée ; en ce cas, il n'y a aucune oscillation, et même sous pression on ne peut injecter le gaz. Si la canule a pénétré dans le poumon, il se produit de petites oscillations, se faisant de part et d'autre du zéro, la pression moyenne étant nulle ou positive, mais jamais négative ; si l'on ouvre la pince P, l'aspiration de l'air intrapulmonaire se manifeste par la descente de la colonne manométrique ; enfin il peut venir du sang dans l'index de verre de la canule ; il faut retirer la canule et recommencer quelques jours plus tard.

Si la canule tombe dans des adhérences pleurales, il existe de petites oscillations, quelquefois une faible dépression manométrique ; mais une aspiration d'essai n'amène pas d'air dans le manomètre. Alors on peut chercher à insuffler du gaz sous pression positive.

Dans le cas ordinaire d'une intervention dans une plèvre libre, le gaz est aspiré régulièrement, et l'on voit, à chaque inspiration du sujet, monter dans le réservoir la colonne de liquide.

Cette aspiration s'exerce, au début de l'opération, en pression négative, c'est-à-dire que la pression intrapleurale est inférieure à la pression atmosphérique ; puis, parallèlement à l'injection du gaz, la pression s'élève, et devient positive ; cette pression positive est facilement réglée et mesurée par l'appareil, de même qu'est mesurée la quantité de gaz injectée.

Ainsi, avec cette instrumentation si perfectionnée de Küss, toutes les conditions de l'intervention sont précisées et connues : pénétration dans la plèvre, pression intrapleurale, volume du gaz ; en outre, le gaz n'est pas injecté d'une manière brutale et forcée, mais son introduction est déterminée et rythmée par le jeu physiologique de l'appareil pulmonaire. L'intervention y gagne en sécurité ce qu'elle perd en rapidité.

Nous avons dit que le gaz injecté est l'azote. Toutefois on doit, suivant le conseil donné par Deneke (1), commencer l'injection par de l'oxygène, dont l'introduction accidentelle dans un vaisseau serait sans danger. Lorsqu'on est assuré que la marche de l'insufflation est normale, on remplace dans l'appareil l'oxygène par de l'azote, et l'on injecte de celui-ci une quantité qui varie de 300 centimètres cubes à 600 ou 800 centimètres cubes, suivant la facilité avec laquelle sa pénétration se fait, et la pression qui la règle ; il est préférable, en effet, à la première insufflation, de ne pas atteindre des pressions élevées, et de ne pas injecter une grande quantité de gaz.

Injections ultérieures. — En général, la seconde injection doit être faite avec le même perforateur que la première, sauf dans les cas où, d'emblée, on a obtenu dans la plèvre une bulle de gaz considérable. En effet, c'est à partir de la formation de la bulle qu'on peut faire les injections avec l'aiguille fine.

(1) Deneke, Compte rendu de la séance du 20 décembre 1910 de la Société médicale de Hambourg (*Deut. med. Wochenschr.*, 29 avril 1911).

A quels intervalles de temps faut-il répéter les insufflations? Les intervalles varient suivant les cas, et deviennent de plus en plus longs avec l'ancienneté du pneumothorax ; nécessaires tous les trois à quatre jours dans les premiers temps de la cure, les insufflations s'espacent ensuite tous les huit jours, tous les quinze jours, et même tous les mois. Ces intervalles sont réglés par la rapidité de la résorption de l'azote, par le degré de la rétraction pulmonaire, enfin par l'état de la pression intrapleurale. Ces conditions ne peuvent être indiquées que par l'examen radioscopique.

L'entretien du pneumothorax exige, de toute nécessité, l'emploi des rayons Röntgen ; nous ne saurions trop insister sur cette affirmation. Sans les rayons, c'est une méthode aveugle, abandonnée au hasard. Avec eux, c'est une méthode précise, sûre de son action, guidée par des constatations objectives indiscutables. Nul doute que, sans la découverte de Röntgen et de ses applications médicales, cette thérapeutique n'aurait pas connu l'essor de ces dernières années ; elle serait demeurée, comme pendant si longtemps, parmi les tentatives audacieuses et exceptionnelles, ou même elle serait tout à fait tombée dans l'oubli.

Dès la première insufflation, l'examen radioscopique seul peut révéler à l'opérateur le résultat qu'il a obtenu. Il ne faut pas en effet compter sur les signes stéthacoustiques : nous dirons plus loin combien est variable et inconstante, dans le cours du pneumothorax artificiel, l'apparition des signes physiques décrits par les auteurs dans le pneumothorax spontané. Seul l'écran dévoile, par une aire de clarté anormale, la présence du gaz dans la plèvre, et le refoulement du poumon, dont la transparence se montre plus sombre que celle de la bulle de gaz voisine.

Il est des cas où, malgré l'injection de quantités notables de gaz, on ne voit pas de décollement du poumon : il nous est arrivé plusieurs fois d'introduire jusqu'à 500 et même 1 000 centimètres cubes sans qu'il se forme de bulle. Que devient le gaz dans ces cas? Je l'ignore : il ne se répand pas dans la paroi, car il ne se forme pas d'emphysème sous-cutané ; il n'est pas davantage évacué au dehors au fur et à mesure qu'il est insufflé, grâce à la pénétration du trocart dans une caverne ou dans le parenchyme pulmonaire ; en effet, s'il y avait, dans ces cas, communication entre l'air extérieur et l'appareil d'injection, le manomètre indiquerait l'équilibre des pressions, que nous n'avons jamais constaté ; au contraire, nous avons toujours alors observé une pression supérieure à la pression atmosphérique. Peut-être le gaz se répand-il à travers les feuillets séreux plus ou moins adhérents, sans cependant les décoller au point de constituer une bulle. Quoi qu'il en soit, il ne paraît pas douteux que, dans ces cas, si nous n'avions pas les rayons X, nous serions convaincus d'avoir réussi un pneumothorax, et nous continuerions les insufflations, alors qu'en réalité celui-ci est inexistant et impossible. Cela, seuls les rayons peuvent nous le montrer.

Dans les cas habituels, le décollement du poumon apparaît, et figure des images variables, suivant le degré et la forme de la rétraction de son tissu. L'organe peut être refoulé tout d'une masse contre le médiastin (fig. 4 et 5), ou vers le sommet, ou vers le diaphragme. Assez souvent l'adhérence complète du sommet fait que tout le reste du parenchyme vient en quelque sorte s'affaisser en haut. Assez souvent aussi, le poumon est retenu par quelques brides en haut, et par quelques autres en bas, au diaphragme : vu de champ, il apparaît tendu comme une voile de navire (fig. 6). Enfin, ses différents lobes peuvent se séparer les uns des autres, laissant apercevoir à l'écran comme

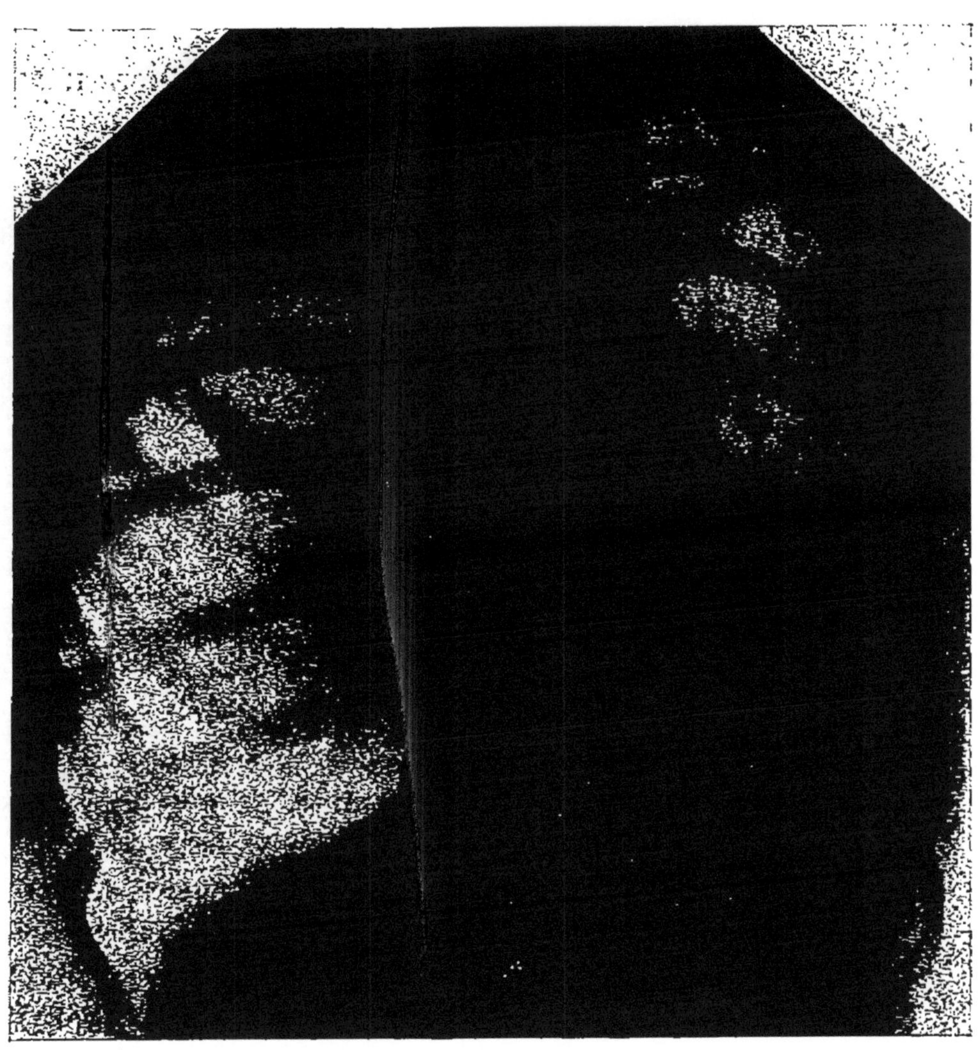

Fig. 3. — Pneumothorax artificiel, étudié par la radiographie, chez un malade en traitement (1).

(1) Nous devons cette radiographie, comme les suivantes, à l'obligeance du Dr Maingot, que nous tenons à remercier ici.

une feuille de trèfle (fig. 3). Les images

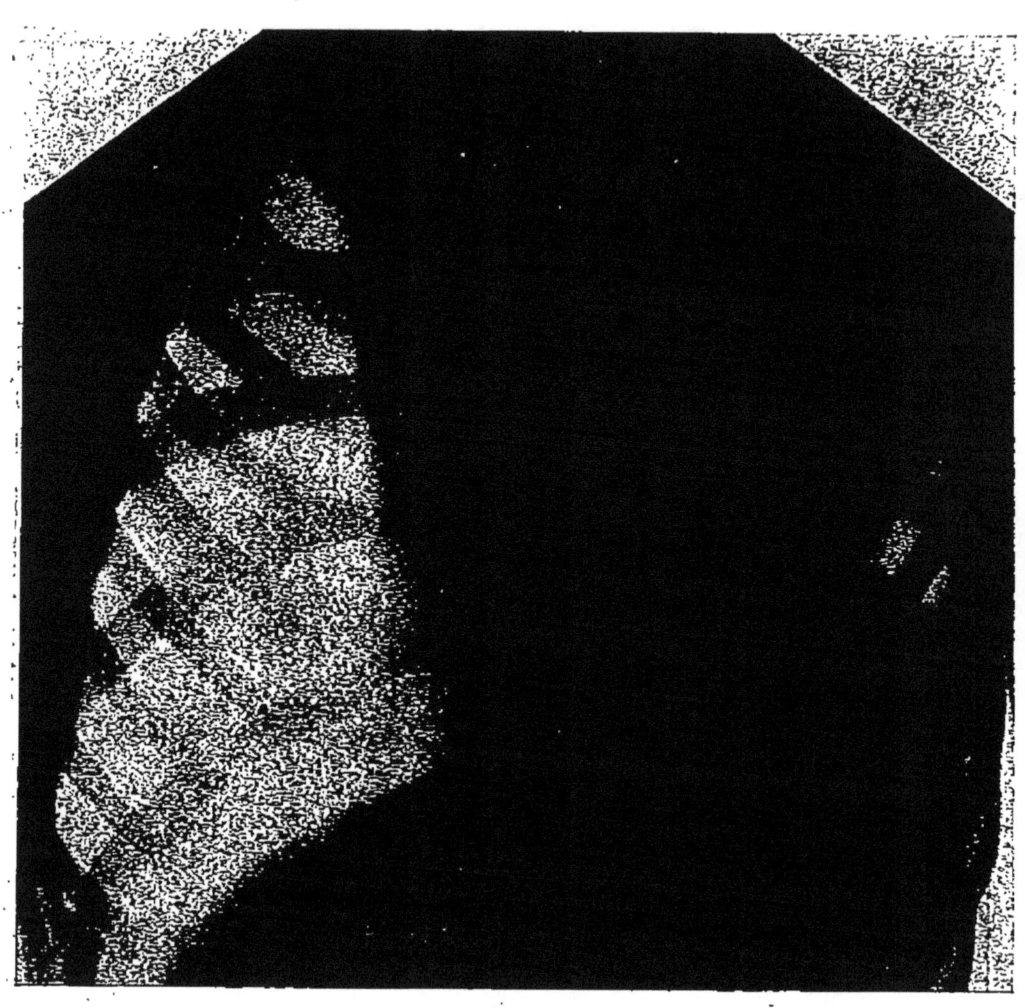

Fig. 4. Pneumothorax artificiel, étudié par la radiographie, chez un autre malade en traitement.

radiologiques sont différentes d'un sujet à l'autre.

Après les premières insufflations, la rétraction

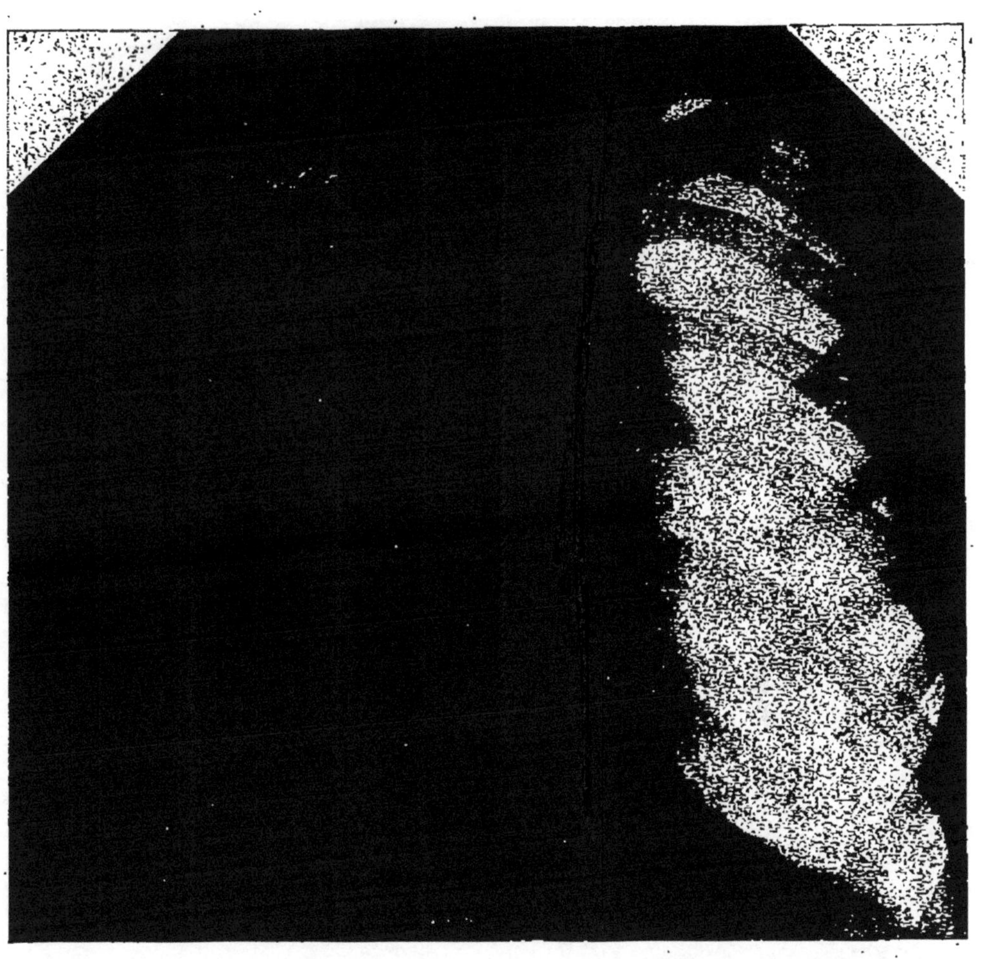

Fig. 5. — Pneumothorax artificiel, étudié par la radiographie, chez un troisième malade en traitement.

du poumon étant incomplète, on voit l'expansion du parenchyme suivre chaque inspiration ;

il faut s'efforcer d'obtenir la suppression de

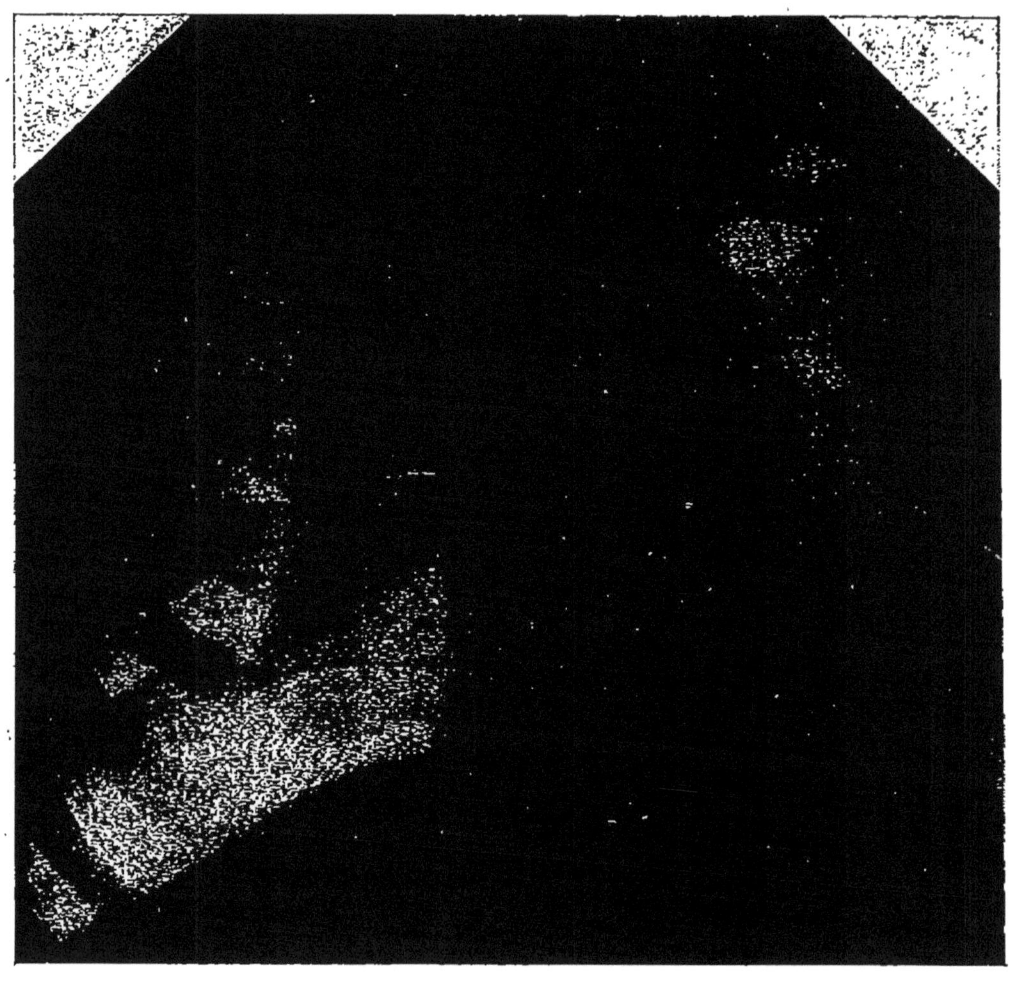

Fig. 6. — Pneumothorax artificiel, étudié par la radiographie, chez un quatrième malade en traitement.

cette expansion, en provoquant la rétraction complète de l'organe par des insufflations successives, pratiquées à des pressions progressivement de plus en plus élevées. Ce n'est qu'alors qu'est établi le pneumothorax absolu et total.

La pression du gaz entraîne aussi le refoulement du médiastin et le déplacement de ses organes. C'est ainsi que, dans les pneumothorax gauches, on détermine une véritable dextrocardie artificielle (fig. 5) ; en outre on voit, dans l'hémithorax déshabité de son poumon, la pointe du cœur obéir à des battements précipités et désordonnés. Il est remarquable et même paradoxal que les malades tolèrent parfaitement ces états, qui, lorsqu'ils sont dus à une cause pathologique, provoquent des désordres si intenses.

Küss, puis Saugmann, ont signalé des déplacements inspiratoires du médiastin vers le côté insufflé, qui sont, d'après Küss, en rapport, avec les variations de la force élastique de l'azote.

Enfin l'étude du diaphragme donne lieu également à des considérations intéressantes. Le diaphragme du côté opéré se meut différemment, suivant les cas, au moment de l'inspiration et de l'expiration : ou il s'abaisse, en même temps que le diaphragme du côté indemne, pendant l'inspiration ; ou au contraire, pendant l'inspiration, il s'élève, alors que le côté non traité s'abaisse : c'est le phénomène de Kienbœck, décrit dans l'hydropneumothorax spontané. D'après Maingot, il serait causé par l'aplatissement du diaphragme, dû à ce que la pression intrapleurale est supérieure à la pression atmosphérique. Ce même auteur a indiqué un moyen de faire apparaître ce phénomène, lorsqu'il est masqué par le fait d'une respiration costale : c'est d'enserrer la partie inférieure du thorax par une sangle, ce qui amplifie les mouvements du diaphragme.

V. Muralt, Deneke ont donné du phénomène de Kienbœck une explication sensiblement analogue, en l'attribuant à la paralysie du diaphragme, tandis que Bittorf lui impute une origine opposée : d'après lui, le phénomène serait dû à la pression négative intrapleurale.

Comme on le voit, l'examen radiologique est indispensable pour constater les effets du pneumothorax artificiel ; il l'est encore davantage pour régler son entretien, pour déterminer l'échéance des insufflations successives. Dans le but de suivre les progrès du pneumothorax d'une insufflation à l'autre, et de constater la résorption du gaz, on peut prendre des clichés radiographiques en série ; mais c'est là un procédé long et onéreux. Nous préférons nous servir de tracés orthodiagraphiques, qui relèvent le contour du thorax, celui du poumon, ceux du cœur et du médiastin.[1] Il convient de renouveler l'insufflation lorsqu'on voit le contour du poumon revenir sur lui-même, perdre en quelque sorte du terrain ; il convient aussi de se baser sur la pression, une pression positive devant être entretenue dans la cavité pleurale.

A mesure qu'on répète les injections gazeuses, on assiste non seulement au collapsus progressif du poumon, mais on voit les adhérences, qui pouvaient au début retenir l'organe, s'étirer, puis se rompre, permettant au pneumothorax de se compléter petit à petit, et à la rétraction pulmonaire de s'achever.

Pourtant, dans nombre de cas, les adhérences sont trop nombreuses ou trop solides, pour que l'on arrive à décoller complètement le poumon. Les insufflations n'arrivent à créer qu'un pneumothorax partiel, dont les avantages thérapeutiques peuvent n'être pas négligeables (Dumarest). Dans ces cas, la conduite de la cure est quelque peu particulière : on ne peut injecter chaque fois que de petites quantités de gaz, si l'on ne veut pas dépasser des pressions positives déjà assez fortes (entre 18 et 25) ; il faut alors répéter les injections assez souvent, tous les jours d'abord, puis tous les deux ou trois jours, et n'insuffler que 200 à 300 centimètres cubes d'azote ; petit à petit, on gagne du terrain. On peut même être amené à créer plusieurs bulles sur des territoires différents de la cavité pleurale, qui refoulent et matelassent le poumon sur plusieurs points. C'est dans ces pneumothorax partiels qu'il faut agir avec la plus grande prudence, et la conduite de la cure dans chaque cas est livrée au tact et à l'expérience du médecin.

La durée de la période, pendant laquelle progressivement s'établit le pneumothorax, est essentiellement variable suivant les cas, suivant précisément l'état de la plèvre (adhérences), et suivant le degré d'élasticité du parenchyme. Mais une règle générale doit guider l'opérateur dans la poursuite du but : faut-il procéder le plus rapidement possible, ou procéder avec lenteur ?

La première manière, employée par Brauer, comporte l'injection de grandes quantités de gaz, et rapidement des pressions très élevées ; ces conditions ne sont peut-être pas sans inconvénients pour le malade : il en résulte, à tout le moins, de la gêne cardiaque, de la gêne respiratoire ; c'est peut-être avec de semblables techniques, un peu brutales, que l'on a parfois provoqué des accidents plus sérieux, des déchirures brusques d'adhérences, des ruptures vasculaires, etc.

Forlanini, Klemperer ont accusé les compressions rapides et sous forte tension de favoriser la contamination du poumon non opéré.

Enfin P. Courmont pense qu'il y a intérêt à ne pas provoquer une résorption trop rapide des substances toxiques contenues dans le parenchyme pulmonaire pathologique comprimé ; d'après cet auteur, l'étude des réactions humorales, en particulier de la séro-agglutination, fournirait des indications sur le degré de cette intoxication, et par conséquent sur l'opportunité des réinsufflations, ou au contraire de l'arrêt du pneumothorax.

Avec Forlanini, Saugman, Schmidt, nous préférons la méthode lente, qui est infiniment plus sûre et plus prudente : dans les premières insufflations, on n'injecte que 200 à 500 centimètres cubes d'azote, et on ne dépasse pas une pression positive de 2 à 3 centimètres cubes d'eau ; dans les suivantes, on peut l'élever davantage, en augmentant chaque fois le chiffre de la pression terminale ; le degré de la pression nécessaire varie, suivant que le poumon est plus ou moins rétractile, et qu'il existe ou non des adhérences pleurales. Nous avons rarement dépassé des pressions de 18 à 22 ; certains auteurs sont allés jusqu'à 35, 40, 45 centimètres cubes.

La question, à laquelle il est actuellement le plus malaisé de répondre, est de savoir pendant combien de temps il faut entretenir le pneumothorax. Nous verrons plus loin que, dans quelques cas, on a pu arrêter les injections gazeuses, le poumon étant guéri. Il faut bien avouer que, jusqu'ici au moins, on a constaté des survies parfois étonnantes plutôt que des guérisons réelles, et qu'en vérité le pneumothorax, le plus souvent, a été entretenu jusqu'à la mort. La tendance, qui se manifeste actuellement, de traiter par cette méthode des cas moins avancés que ceux qui fournirent ses premières applications, modifiera évidemment cette formule dans un avenir rapproché. Il sera alors plus facile de résoudre la question que nous venons de poser. A en juger par ce que nous apprennent les tuberculoses des autres organes traitées par l'immobilisation, il semble en tout cas qu'on doive *a priori* compter plusieurs années avant d'atteindre le résultat, au moins deux ans (Dumarest).

Nous résumerons ce chapitre, en disant que

la technique du pneumothorax est plus longue que compliquée, plus minutieuse que difficile ; que, pourtant, elle exige une expérience particulière et un outillage spécial (dont une installation radiologique), qui la font sortir du cadre des interventions usuelles de la pratique médicale.

III. — SYMPTÔMES ET COMPLICATIONS DU PNEUMOTHORAX ARTIFICIEL

Quoi qu'on en ait dit, l'établissement du pneumothorax artificiel, lorsqu'on procède prudemment, se fait sans accident, et ne rappelle en rien l'apparition d'un pneumothorax spontané chez un tuberculeux.

Le contraste entre ces deux variétés originelles d'un même état n'est pas un des traits les moins singuliers ni les moins suggestifs de leur histoire. Aussi devons-nous lui consacrer quelque développement.

Symptômes. — Autant la création du pneumothorax spontané est le plus souvent dramatique, autant celle du pneumothorax opératoire est simplement supportée : ici, pas de douleur, pas de dyspnée, pas de cyanose ; parfois, vers la fin de l'insufflation, il s'établit une légère gêne respiratoire. Le plus souvent celle-ci est nulle ou insignifiante ; elle n'empêche pas le malade, l'opération terminée, de se lever, de marcher, d'être soumis immédiatement à un examen radioscopique.

Nous avons toujours constaté que la tension artérielle n'est nullement influencée par la première insufflation de gaz, non plus que par les suivantes.

Lorsqu'on se rappelle la douleur brutale, atroce; l'attaque d'orthopnée, vite accompagnée d'angoisse, de cyanose, d'un état asphyxique qui, s'il se prolonge, ne laisse pas que d'inquiéter le médecin ; lorsqu'on se rappelle ces caractères du pneumothorax spontané survenant chez un tuberculeux non déprimé par la cachexie, on voit qu'ils ne sauraient être comparés en rien à ceux du pneumothorax artificiel. Nous sommes en droit d'attribuer ces symptômes si bruyants du pneumothorax spontané à la perforation pulmonaire, plutôt qu'à la constitution même d'une poche de gaz dans la plèvre ou à la suppression fonctionnelle brusque d'un poumon; car ces conséquences du pneumothorax sont identiques dans l'une et l'autre catégories de cet état; seul, les différencie le fait de la perforation *viscérale*, qui existe dans un cas, et pas dans l'autre. A cet égard, un rapprochement s'impose entre la perforation bronchopulmonaire et la perforation des organes abdominaux, dont la symptomatologie est également bruyante.

En outre, avec l'appareil de Küss, nous l'avons dit, la pénétration du gaz ne se fait pas par pression, brusquement, mais bien par aspiration lente, subordonnée au mécanisme respiratoire. Ce sont là des conditions très différentes de celles qui entourent la production du pneumothorax spontané, comme de celles du pneumothorax expérimental étudié par les physiologistes (Gilbert et Roger).

Cette différence entre les deux pneumothorax, naturel et artificiel, se poursuit pendant toute l'évolution. La perforation bronchique, dans le pneumothorax naturel, ouvre la plèvre à l'infection, source de complications qui ne peuvent atteindre le pneumothorax artificiel.

Un des points les plus curieux du parallèle, que nous traçons en ce moment, concerne les signes physiques. A cet égard, nous avons constaté des variations suivant les malades. Souvent, d'après notre expérience actuelle, on ne voit pas se développer le syndrome stéthoscopique classique (souffle amphorique, bruit d'airain) du pneumothorax ; le murmure vésiculaire s'affaiblit ou disparaît, et c'est tout. Nous avons, entre autres, constaté, chez un sujet traité, cette absence complète des signes amphoriques à la septième insufflation, trois mois après la première, qui avait d'emblée provoqué un décollement presque complet du poumon.

D'autresfois, les signes amphoriques ne s'établissent pas à la première insufflation, mais se développent aux suivantes ; nous avons décelé leur apparition chez un sujet, dont le poumon s'était complètement décollé, retenu seulement par une bride au cul-de-sac diaphragmatique, à la septième insufflation, quarante jours après la première.

Enfin, dans un cas, le syndrome amphorique complet s'est installé, dès la première insufflation, chez une jeune femme, dont le poumon s'était d'emblée décollé, sauf au sommet.

Ainsi donc, on ne saurait se contenter, pour suivre les progrès d'un pneumothorax thérapeutique, de rechercher les signes physiques qu'il détermine ; il est indispensable d'avoir recours aux rayons Röntgen, comme nous l'avons dit au chapitre précédent.

D'autre part, l'existence de ces signes dans le pneumothorax artificiel éclaire leur physiologie pathologique, si controversée pour le pneumothorax spontané. On a autrefois longuement discuté sur le mécanisme du souffle amphorique, avec retentissement amphorique de la voix et de la toux, et bruit d'airain ; la possibilité de leur présence dans le pneumothorax artificiel prouve que ces bruits ne sont dus ni à la fistule broncho-pleurale, ni au mélange de liquide et de gaz, comme l'avait pensé Laennec. Woillez, qui avait déjà repoussé l'opinion de Laennec pour les signes simplement amphoriques, pensait que l'adjonction à ces signes du timbre métallique et du tintement métallique (signes amphoro-métalliques) est caractéristique de la fistule et du mélange de liquide et de gaz; et cette théorie fut longtemps opposée à la théorie de Skoda, suivant laquelle les bruits métalliques sont dus à la consonance dans la poche gazeuse des bruits produits dans le voisinage. Debove et Trémolières ont renouvelé récemment la vieille théorie de Laennec-Woillez, en soutenant que le tintement métallique n'est qu'un bruit de flot léger, dont la signification est proche de celle de la succussion hippocratique. En réalité, le tintement métallique le plus pur peut être perçu, avec tout l'ensemble du syndrome amphoro-métallique, dans le pneumothorax artificiel ; sa production est entièrement indépendante de la présence de liquide dans la plèvre, ainsi que d'une perforation pulmonaire ; elle semble subordonnée à la tension gazeuse intrapleurale.

De même la percussion, en dépit de l'assertion de Carpi, nous a toujours montré la présence du tympanisme, même dans les pneumothorax à pression élevée ; on sait que Skoda, et plus récemment Faisans, ont prétendu que, dans ce dernier cas, pour le pneumothorax spontané, on trouve un son qui se rapproche de la matité.

Pour finir, nous mentionnerons un caractère hématologique, qui a été également signalé par Rist : c'est l'apparition d'un taux peu élevé d'éosinophilie sanguine. Nous n'avons pas observé ce phénomène d'une manière constante : il manque fréquemment; l'éosinophilie peut varier chez le même sujet, lorsqu'elle existe; elle ne dépasse pas, d'après ce que nous avons vu, 5 ou 6 p. 100; mais, même lorsque le taux n'est pas assez élevé pour être considéré comme proprement pathologique, il nous a semblé que la proportion des éosinophiles augmente souvent, du fait de l'insufflation, par rapport à l'état antérieur. Enfin, ce qui achève de donner à ce fait une portée particulière, c'est que nous ne l'avons pas retrouvé au cours du pneumothorax spontané, dans les cas où nous l'avons recherché. Il paraît donc qu'un certain degré d'éosinophilie sanguine soit une des conséquences spéciales du pneumothorax artificiel.

Tels sont, dans la grande majorité des cas, les caractères cliniques du pneumothorax artificiel. Ce n'est que d'une manière tout à fait exceptionnelle, que sa création peut donner lieu à des accidents, d'ailleurs d'importance diverse, et qui doivent être considérés, non comme les conséquences naturelles de cette intervention, mais bien comme des complications rares.

COMPLICATIONS. — Il est trois ordres de complications, relativement banales, et sans dangers pour le malade; ce sont les douleurs thoraciques, l'emphysème sous-cutané, et l'épanchement séreux.

Les *douleurs thoraciques* s'observent sous forme de tiraillements, d'élancements, chez des sujets porteurs d'adhérences, que ne peut rompre le pneumothorax. Elles amènent parfois à abandonner la méthode.

L'*emphysème sous-cutané* se produit quelquefois, secondairement à l'introduction d'azote, en particulier chez les sujets soumis à un pneumothorax partiel, et chez lesquels on est obligé d'employer de fortes pressions. Le gaz se répand dans les mailles du tissu cellulaire, se diffusant parfois assez loin, mais ne déterminant pas d'accident. Il se résorbe très rapidement. Cette complication ne constitue pas une contre-indication à la continuation des insufflations, qui n'en provoquent pas nécessairement le renouvellement chaque fois.

L'*épanchement pleural* se produit assez souvent : dans la moitié des cas, pour Dumarest; 10 fois sur 23, d'après Faguioli; 15 fois sur 33, d'après Molon; nous ne l'avons pas observé jusqu'ici avec une telle fréquence. Dans nos cas personnels, il a toujours été extrêmement peu abondant, ignoré du malade, et découvert par l'examen radioscopique.

Les auteurs décrivent une véritable « pleurésie du pneumothorax » douée de caractères particuliers: l'épanchement se développe rapidement, assez abondamment; il s'accompagne de phénomènes locaux et généraux, point de côté peu marqué, fièvre à 39° ou 40° assez persistante. Son évolution est variable; le liquide peut disparaître rapidement, ou au contraire persister avec des alternatives d'augmentation et de diminution. Ces alternatives sont ordinairement nuisibles à la conduite de la cure, par les variations de pression qu'elles déterminent, et qu'il n'est pas toujours aisé de suivre exactement et de corriger; parfois, à la faveur d'une forte dépression consécutive à la résorption de liquide, l'expansion pulmonaire s'accroît et il peut se créer, grâce au travail plastique de la plèvre enflammée, des adhérences nouvelles.

Dans certains cas, ce travail de symphyse partielle a paru au contraire favorable à la régression des lésions pulmonaires. Le médecin doit veiller à ces diverses éventualités, et entretenir le pneumothorax, en se guidant sur les principes fondamentaux de la cure, la constance de la pression intrapleurale et du refoulement pulmonaire.

Enfin, dans certains cas, l'épanchement devient purulent. Cette transformation entraîne la nécessité d'évacuer le liquide, et de le remplacer par une quantité de gaz un peu inférieure à celle du liquide retiré; les conditions sont alors celles des pyopneumothorax tuberculeux, pour lesquels le traitement par les injections d'air stérilisé a été autrefois indiqué par Potain. La purulence de l'épanchement est une conséquence des lésions caséeuses de la plèvre, et non une complication du pneumothorax artificiel ; et c'est sous cet angle qu'il convient alors d'envisager la situation et la cure.

Le médecin ne doit pas ignorer ces diverses circonstances, mais il faut bien savoir qu'elles ne surviennent que rarement ; dans la règle, l'hydrothorax, au cours du traitement de Forlanini, ne se montre pas, ou n'est que peu abondant, et reste sans conséquences sérieuses.

Des accidents encore bien plus exceptionnels ont été rapportés par les auteurs. Ils ont été bien étudiés par Lyonnet et Piéry (1).

L'*embolie gazeuse* pourrait être produite par la pénétration de l'aiguille dans un petit vaisseau, ou dans des adhérences très vascularisées. Brauer lui attribue les crises épileptiformes, les hémiplégies, les parésies, qui ont été observées. A coup sûr, l'embolie peut être évitée si l'on commence l'injection avec de l'oxygène au lieu d'azote ; Rist et Ch. Richet fils ont démontré en effet l'innocuité de l'injection intravasculaire d'oxygène.

Les *réflexes pleuraux* sont accusés par Forlanini de produire des accidents convulsifs, ou

(1) Lyonnet et Piéry, *Lyon méd.*, 8 janv. 1911.

paralytiques. On a encore attribué à un réflexe, avec plus de raison apparente, le ralentissement du pouls, la lipothymie ; lorsqu'on voit apparaître ces phénomènes, il faut arrêter l'injection, et enlever l'aiguille.

Enfin la mort subite a été signalée dans quelques cas [Brauer, Saugman (1 cas sur 2200 insufflations), Balvay et Arcelin, Spengler, Sillig].

Nous croyons que, par une technique bien réglée, ces complications redoutables peuvent être évitées à coup sûr.

Une autre complication grave a été rencontrée : c'est l'*empyème aigu septique* par fonte d'un nodule superficiel, ou perforation d'une caverne du poumon. Cette complication n'est peut-être pas sous la dépendance du pneumothorax. On a cependant accusé celui-ci de la favoriser par les pressions trop énergiques exercées sur l'organe ou sur des adhérences friables, dont la déchirure entraîne celle du parenchyme adjacent. Aussi convient-il, dans ces cas, et dans ceux de lésions superficielles du poumon, de surveiller avec encore plus de prudence la conduite de la cure, et de n'employer que des pressions peu fortes. Ces empyèmes entraînent la plupart du temps une intervention chirurgicale, et, malgré celle-ci, peuvent se terminer par la mort.

Nous devions passer en revue ces diverses complications, mais nous ne saurions trop insister, en terminant, sur l'innocuité de la méthode, lorsqu'elle est convenablement appliquée.

IV. — INDICATIONS ET CONTRE-INDICATIONS DU PNEUMOTHORAX THÉRAPEUTIQUE

Nous n'envisageons, bien entendu, dans cet opuscule, que les indications fournies par la tuberculose pulmonaire (1).

Jusqu'ici, les cas qui ont été en général considérés comme justiciables, de manière typique, de la méthode sont ceux de lésions profondes, circonscrites, unilatérales, et sans réaction pleurale importante. Hartmann écrit : « La création du pneumothorax artificiel ne serait indiquée que dans le cas de processus pulmonaire grave, unilatéral, et si le traitement médical est resté impuissant. Il est nécessaire que l'autre poumon soit pratiquement sain ; il est obligatoire qu'il n'y ait pas d'adhérences pleurales ».

(1) Certains auteurs ont étendu les applications de la méthode de Forlanini au traitement des bronchectasies chroniques, des abcès du poumon, etc.

Ces cas se réalisent, il faut le dire, assez rare-

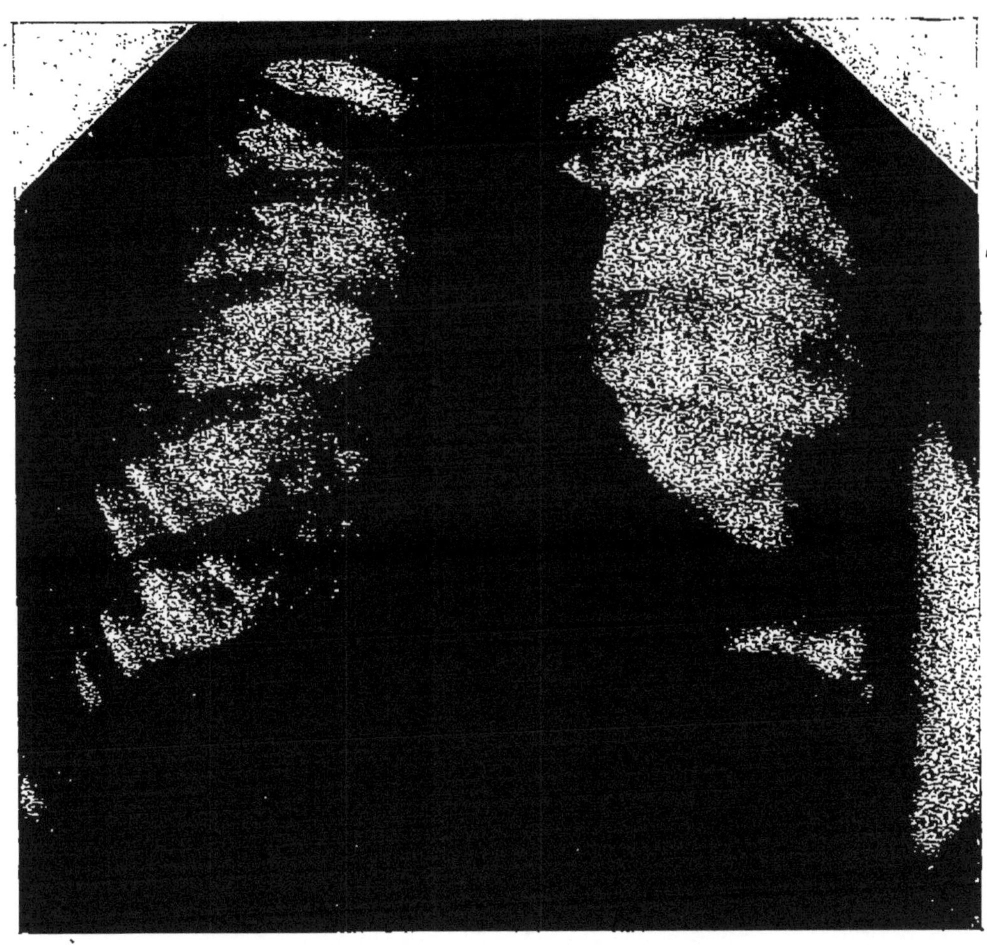

Fig. 7. — Phtisie pulmonaire chronique, relativement unilatérale. Lésion profonde, caverneuse, circonscrite. — Pas de symphyse pleurale. Le pneumothorax a pu être fait, et est représenté figure 3.

ment, car les lésions pulmonaires profondes, localisées, sont en effet la caractéristique et la résultante d'un processus d'enkystement, qui implique presque toujours une participation pleurale. Et, le plus souvent, quand on se trouve en présence de lésions caverneuses isolées, il existe en même temps un état de symphyse pleurale plus ou moins complet, qui est un obstacle insurmontable à la création du pneumothorax.

Nous avons relevé le chiffre des malades qui ont passé sous nos yeux, dans notre service spécial de tuberculeux de l'hôpital Laennec, entre le 1er octobre 1911 et le 1er février 1913 ; ce chiffre s'élève à 628, comprenant hommes et femmes (1).

Sur ce nombre, nous n'avons rencontré que 22 cas, qui paraissent ressortir aux indications du pneumothorax, que nous venons de rappeler. Sur ces 22 cas, 6 fois seulement nous avons pu réussir et continuer le pneumothorax. Les 16 échecs s'expliquent de la manière suivante :

Adhérences pleurales empêchant la continuation du pneumothorax : 3 cas ;

(1) Les chiffres que nous publions ici sont plus élevés que ceux que nous avons consignés dans notre communication à la Société médicale des hôpitaux (25 oct. 1912) et dans notre article du *Monde médical* (25 nov. 1912), parce que la statistique actuelle s'étend sur quatre mois de plus que la précédente.

Symphyse s'opposant au décollement du poumon ; malgré une ou deux injections de gaz, il ne se produit pas de bulle : 5 cas ;

Symphyse s'opposant même à l'injection de gaz ; le trocart ne rencontre pas de plan de clivage : 3 cas ;

Refus du malade : 3 cas.

Dans 1 cas, l'état général du sujet nous parut si excellent, que nous ne nous crûmes pas en droit de faire un pneumothorax, d'autant qu'il s'agissait d'une caverne très petite, très circonscrite, dans un parenchyme en apparence parfaitement sain ; enfin, dans 1 cas, nous fûmes empêché de réussir l'intervention par suite d'un incident opératoire : à chaque tentative de ponction, le trocart se remplissait de sang, et l'insufflation était impossible.

Tous les auteurs ont fait des remarques analogues. Whitaere croit que, dans 90 p. 100 des cas, les adhérences pleurales empêchent le pneumothorax ; Schmidt abaisse ce chiffre à 23 p. 100, et Lemke à 5 p. 100. Il faut distinguer entre le chiffre des pneumothorax indiqués parmi la masse des tuberculeux, et le chiffre des pneumothorax possibles parmi les pneumothorax indiqués. Brauer indique 15 échecs sur 60 tentatives. Nous retrouverons les mêmes proportions dans les statistiques rapportées dans le chapitre suivant. J. Courmont (1) a mentionné que, sur 352 tuberculeux cavitaires, 31 ont été justiciables du traitement (9 p. 100 environ) ; 16 fois seulement la méthode a pu être tentée, et 5 fois seulement elle a pu être poursuivie ; donc 3 p. 100 des tuberculeux cavitaires peuvent être soumis au traitement.

En résumé, notre statistique hospitalière montre que 6 fois seulement sur plus de 600 malades examinés, nous avons pu, chez des sujets répondant aux indications habituelles, mettre en œuvre la méthode. C'est une proportion, dont la faiblesse doit être prise en considération, lorsqu'on se propose d'apprécier la valeur du pneumothorax pour le traitement des tuberculeux, envisagés dans leur ensemble.

Mais, sans doute, y a-t-il lieu d'étendre le champ d'action de cette méthode, et de rendre plus souples et plus larges ses indications. A cet égard, plusieurs questions se posent.

Tout d'abord, dans des cas analogues à ceux que je viens de rappeler, on peut assez souvent obtenir des décollements partiels du poumon. Parfois, devant l'impossibilité de pousser plus loin le décollement, on abandonne la méthode.

(1) J. Courmont, *Soc. méd. des hôp.*, 12 juin 1912.

Mais cette ligne de conduite ne doit pas être la règle ; avec beaucoup de prudence et de ténacité, il faut s'efforcer de distendre, puis de rompre les adhérences, par des insufflations répétées; et de créer un *pneumothorax partiel* qui, dans les cas favorables, peut suffire à comprimer les zones de poumon altérées, et à obtenir un bénéfice thérapeutique. Voilà une première voie, par où peuvent s'élargir les indications de la méthode de Forlanini.

Quant aux autres conditions, que nous avons rappelées, peut-être sont-elles également relatives. En effet, jusqu'ici, on ne s'est surtout adressé qu'à des lésions *profondes*, en général des lésions caverneuses; Klemperer dit « des cas désespérés ». Il me semble que, sans aller jusqu'à attaquer avec le pneumothorax des lésions tout à fait initiales, comme le recommandent Murphy et Lemke, lésions dont on peut toujours espérer l'arrêt spontané, on soit autorisé à ne pas attendre un stade lésionnel avancé ; et dès qu'on constate qu'une lésion *évolue*, on doit s'efforcer de l'arrêter par les insufflations de gaz. Cette opinion est également défendue par Dumarest, Piéry, et d'autres auteurs. Elle s'applique d'ailleurs aux formes de phtisie chronique, comme aux formes de phtisie aiguë. Cela paraît d'autant plus légitime que c'est surtout dans ces formes évolutives, soit de la tuberculose chronique, soit de la pneumonie caséeuse, que l'on a moins à se préoccuper de la plèvre, laquelle, souvent, n'apportera pas d'empêchement à l'application de la méthode. Pour la pneumonie caséeuse et la bronchopneumonie tuberculeuse, le pneumothorax artificiel apparaît comme le seul traitement qui puisse être tenté avec quelques chances de succès. Déjà Brauer, Saugman, Leuret ont insisté sur l'importance de cette indication.

De même, la *circonscription* des lésions ne paraît pas une condition intangible. Un poumon envahi dans sa totalité, si l'état de la plèvre le permet, est aussi justiciable du pneumothorax, qu'une caverne isolée dans un poumon relativement indemne. Et c'est précisément dans les cas évolutifs ou aigus, que l'on rencontrera des faits où le pneumothorax s'adressera à des infiltrations plus ou moins généralisées.

La question de l'*unilatéralité* mérite une discussion plus approfondie. Pourquoi certains médecins ont-ils fait de l'unilatéralité des lésions une condition capitale à l'application de la méthode (Schmidt, Leuret) ? Pour trois motifs : d'abord parce qu'il paraît évident que l'autre poumon doit être sain, pour, le pneumothorax constitué, assurer la fonction respiratoire. En second lieu, parce qu'il semble inutile de combattre les lésions d'un côté, s'il en existe de l'autre, susceptibles de continuer la maladie. Enfin, on a parfois cru constater que le pneumothorax avait provoqué une évolution morbide sur l'autre poumon. Ces trois motifs ne peuvent être acceptés sans critique.

De bonnes raisons nous font croire que la fonction respiratoire n'exige pas une très grande quantité de parenchyme pulmonaire ; les autopsies de tuberculeux en font foi constamment. Nous avons fait, avec Le Play et Mantoux, des expériences dans le but de préciser les limites de cette exigence physiologique : elle est aussi faible que celle des autres organes doubles où elle a déjà été vérifiée. C'est en effet une loi de physiologie générale, que la plupart de nos organes, en particulier les organes doubles, possèdent un territoire bien plus étendu que n'en demande la fonction : ainsi en est-il des surrénales, dont la quantité nécessaire à la vie est de 1/11 (Langlois), des reins dont cette quantité est de 1/4 (Tuffier) ou même de 1/6 (Micheli) d'un seul organe. Pour les poumons, nos expériences (1)

(1) Léon Bernard, Le Play et Mantoux, Capacité pulmonaire minima compatible avec la vie (*Journ. de physiol. et de pathol. gén.*, janvier 1913).

nous ont montré que la vie est compatible avec 1/6 de la capacité pulmonaire totale ; et cette donnée a été confirmée par les résultats sensiblement analogues d'expériences différentes de J. Courmont.

La seconde objection n'a de valeur que pour certains cas. En effet, si deux poumons sont en même temps, également, en proie à l'infiltration généralisée de tubercules en évolution, il est bien évident que le pneumothorax d'un côté ne servirait de rien. Mais cette catégorie de faits nous semble représenter l'exception. Le plus communément, on trouve, soit des sujets chez lesquels évoluent des lésions dans les deux poumons, mais avec une grande prépondérance dans l'un d'eux ; soit des sujets, atteints d'un côté de lésions anciennes, immobilisées, sclérosées, et de l'autre de lésions nouvelles, jeunes, en évolution. Dans ces deux catégories de faits, le pneumothorax nous paraît devoir être tenté, et, pour notre part, nous l'avons déjà fait avec un succès relatif. Quand bien même on ne pourrait pas, dans ces cas, en espérer une guérison complète, l'intervention pourrait, en arrêtant les lésions menaçantes ou plus avancées, apporter une survie, qui la légitime, par le même raisonnement qu'une gastro-entérostomie pour cancer pylorique ne prétend pas guérir la maladie,

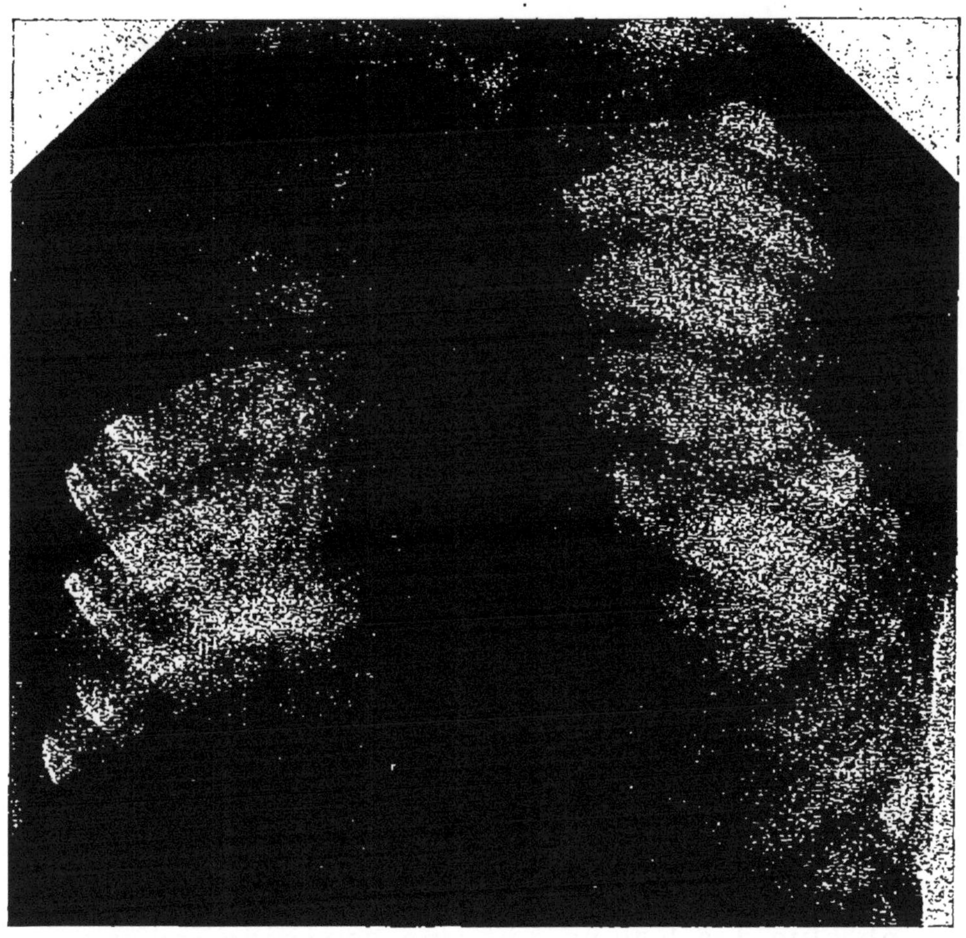

Fig. 8. — Lésions profondes, en évolution du côté droit, avec cavernes; lésions très discrètes au sommet gauche ; le pneumothorax a été pratiqué à droite, avec un résultat excellent. (Voir fig. 4).

mais prolonger dans de meilleures conditions la vie du malade.

Enfin, l'influence pernicieuse du pneumothorax sur le poumon opposé ne nous paraît établie sur aucun fait démonstratif. On a prétendu qu'une compression rapide et forte d'un poumon est susceptible, par l'évacuation brutale d'une caverne dans une bronche, de lancer des parcelles septiques dans la bronche du côté opposé, et de déterminer ainsi une invasion hétéro-latérale (Forlanini). L'existence de pareilles *embolies bronchiques* nous paraît quelque peu théorique, encore que Leuret prétende avoir constaté deux fois le développement péri-hilaire de la tuberculose de l'autre côté. A coup sûr, ce processus pourrait-il être évité par une compression lente et douce, surtout dans les premiers temps de l'établissement du pneumothorax. Là encore, la complication tiendrait à un défaut de technique. Nous y reviendrons plus loin (voir p. 86).

Donc, de même que Forlanini, Brauer, Saugman, nous ne croyons pas que l'unilatéralité absolue des lésions soit une condition indispensable. La valeur et la signification de la bilatéralité doivent être discutées pour chaque cas particulier.

Il n'est pas jusqu'à l'indication de la *liberté de la plèvre*, qui ne soit susceptible peut-être de revision dans l'avenir. Nous avons déjà dit un mot de ce qu'on peut attendre du pneumothorax partiel. Mais il est possible que l'on puisse, dans un certain nombre de cas, détruire ces adhérences chirurgicalement, pour préparer la plèvre à l'injection de gaz. Pareilles interventions, où le pneumothorax est précédé d'une opération sanglante, ont déjà été tentées ; mais on ne peut guère se prononcer encore sur leurs résultats. Peut-être aussi pourrait-on résoudre préalablement ces adhérences avec la fibrolysine (Forlanini) ; Faguioli l'a essayé sans résultat. En tout cas, il est un point sur lequel il est utile d'insister, c'est qu'il est impossible de connaître à l'avance le degré d'adhérence des feuillets pleuraux, ce qu'on pourrait appeler le coefficient de résistance de la plèvre à l'injection d'azote. Ni l'examen stéthacoustique, ni même l'examen radioscopique, n'apportent de renseignements sûrs et fidèles ; seul l'essai d'injection permet d'apprécier la liberté plus ou moins complète de la séreuse, et la possibilité de l'injection gazeuse.

A cet égard, il faut bien savoir qu'on ne doit pas se fonder sur l'examen radioscopique seul pour poser l'indication du pneumothorax.

Les rayons X fournissent des renseignements d'ordre anatomique ; il semblerait qu'ils dussent montrer, avec plus de pénétration, les altérations d'un côté et l'intégrité de l'autre, décelées par les signes stéthacoustiques, et qu'ils dussent en outre dévoiler exactement l'existence d'une symphyse pleurale, et par conséquent renseigner sur la possibilité de l'intervention.

En réalité, les résultats de l'examen radioscopique peuvent être, à cet égard, fallacieux, et demandent à être interprétés. Nous avons noté deux catégories de faits, où l'on pourrait être par les rayons induit en erreur. Dans quelques cas, l'écran montre sur un hémithorax une ombre diffuse, épaisse, qui pourrait, par un observateur mal informé, être attribuée à de la symphyse, lorsqu'elle s'étend jusque sur le cul-de-sac costo-diaphragmatique et que celui-ci paraît immobile ; et cependant la ponction prouve que les adhérences, si elles existent, ne soudent pas les deux feuillets séreux, et que le poumon peut être décollé (fig. 9). Inversement, nous avons rencontré des malades, chez lesquels l'écran ne décelait pas, en apparence, de symphyse : l'hémithorax était d'une transparence satisfaisante, le cul-de-sac costo-diaphragmatique était clair, le diaphragme mobile ; cependant la ponction montrait que le décollement du poumon était impossible (fig. 10). Dans 3 cas de cet ordre, nous avons dû abandonner la méthode, après une ou plusieurs tentatives

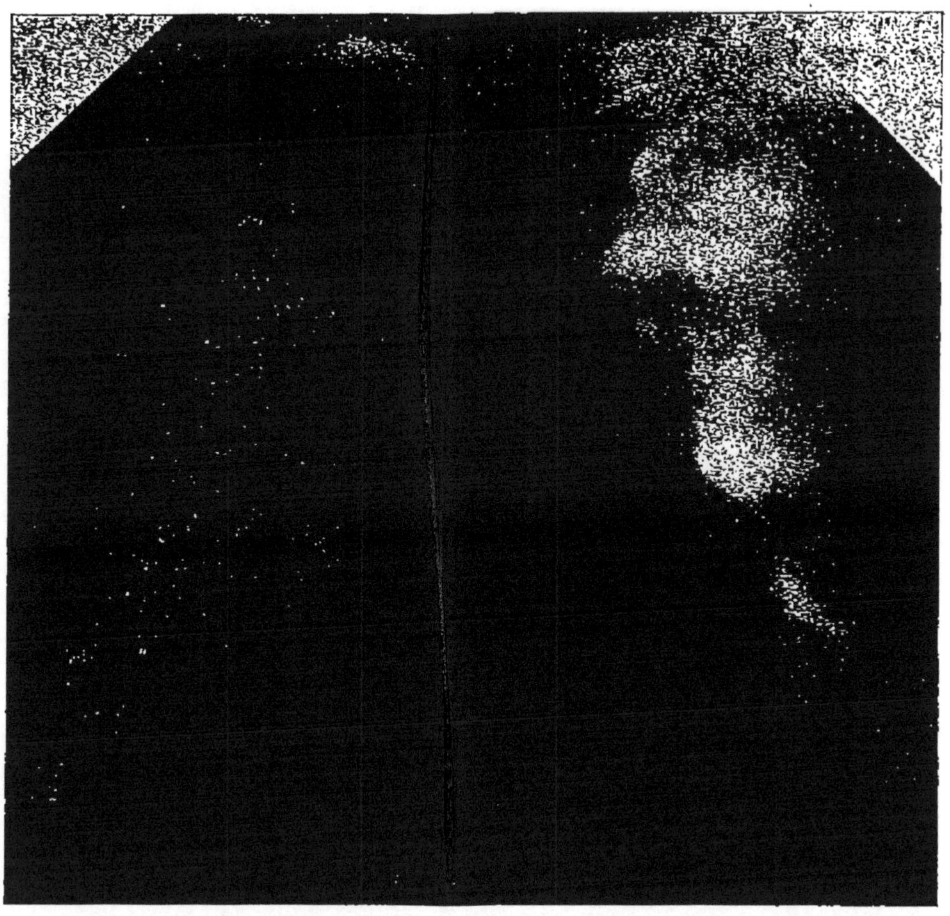

Fig. 9. — Chez ce malade, les rayons Röntgen faisaient craindre l'existence d'une symphyse. Le pneumothorax a pu être créé, et, malgré quelques adhérences, continué avec succès. (Voir fig. 6).

infructueuses. Saugman a fait les mêmes observations. Donc, il ne faut pas se fier aux rayons pour proclamer l'adhérence des plèvres ; seul

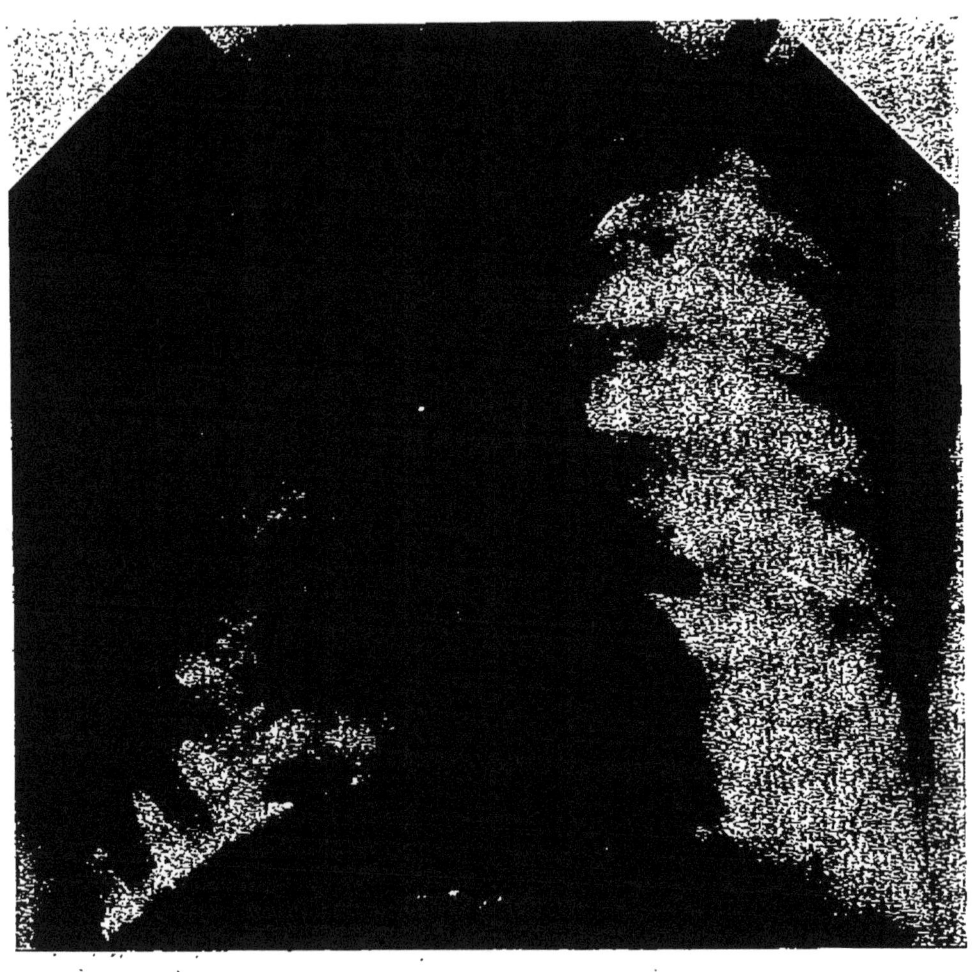

Fig. 10. — Chez ce malade, atteint de lésions unilatérales droites, la radiographie ne faisait pas présumer de symphyse; le décollement du poumon fut impossible.

l'essai de l'insufflation indique la possibilité ou l'impossibilité du pneumothorax.

Encore cet essai n'est-il pas toujours une garantie suffisante ; et l'avenir, grâce à cette chirurgie nouvelle, nous apprendra à connaître des faits, sur lesquels notre séméiotique actuelle laisse encore une certaine obscurité.

Récemment, un sujet, atteint de tuberculose fibreuse unilatérale, chez lequel l'examen stéthacoustique comme l'examen radiologique faisaient pressentir l'existence d'une symphyse pleurale, confirmée encore en apparence par l'échec d'une ponction, était adressé par nous à notre collègue et ami le Dr Gosset, pour qu'il essayât chirurgicalement la discision de la plèvre et la préparation à un pneumothorax. A notre grande surprise, l'ouverture de la plèvre, après la résection de deux côtes, donna issue à des fausses membranes, mêlées d'une assez grande quantité de liquide séreux, un peu louche, dont rien ne pouvait déceler la présence. Le pneumothorax devenait donc possible, à l'aide de la chirurgie, alors que la symphyse avait paru l'empêcher, avec l'instrumentation et la technique habituelles.

Il existe une autre catégorie de cas, où les rayons peuvent être également trompeurs. Nous avons vu un certain nombre de malades, chez lesquels les radiographies auraient pu faire croire que les deux poumons étaient également atteints, et qu'il n'y avait pas lieu de pratiquer un pneumothorax. Cependant, l'examen stéthacoustique, chez ces sujets, dénonçait des lésions très nettes avec cavernes dans le lobe supérieur d'un poumon, alors que, dans l'autre poumon, il ne faisait percevoir aucun signe anormal, sauf des signes d'emphysème partiel. D'après l'examen radiologique, bilatéralité des lésions; d'après l'examen stéthacoustique, unilatéralité. C'est que, d'un côté, il s'agissait de lésions en pleine évolution, de formations tuberculeuses nouvelles, aux divers stades de leur progression ; tandis que de l'autre nous avions affaire à des lésions anciennes, scléreuses, immobilisées, dont les images peuvent être facilement confondues avec celles qui traduisent les précédentes, tandis que leur signification, *interprétée à l'aide de l'examen stéthacoustique*, est toute différente (fig. 11). Ici encore les rayons peuvent induire en erreur, et les explorations classiques leur sont supérieures.

En résumé, les rayons X n'apportent qu'un des éléments d'appréciation, que l'examen clinique complet du malade doit confronter avec les autres, pour poser les indications du pneumothorax artificiel.

Ces *indications*, nous pensons qu'elles peuvent être formulées de la manière suivante :

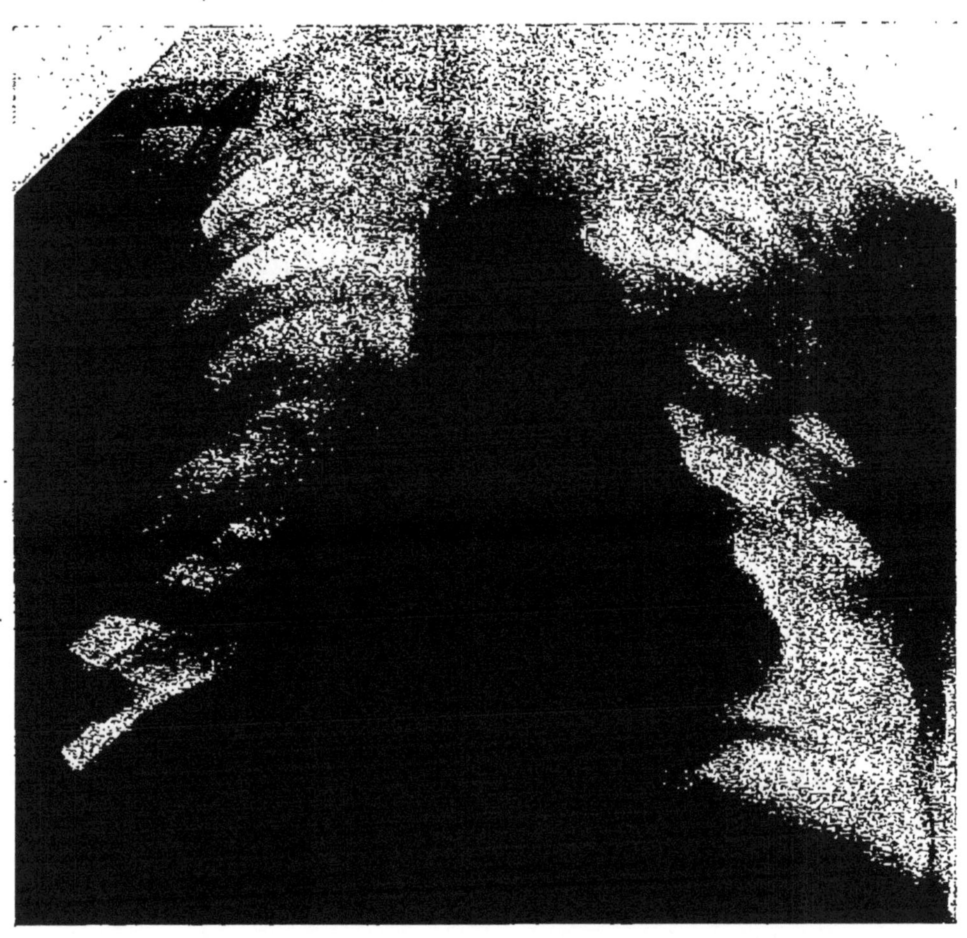

Fig. 11. — Chez ce malade, les rayons X montraient des lésions bilatérales. Seul l'examen clinique permettait de conclure que, d'un seul côté, ces lésions étaient en évolution. Le pneumothorax a été pratiqué avec succès. (Voir fig. 5).

1° Dans la tuberculose pulmonaire chronique : les lésions unilatérales, avancées, immobilisées, lorsqu'elles entraînent l'impossibilité de mener la vie commune, et qu'elles représentent une menace pour les jours mêmes du malade ; — les lésions en poussée évolutive, même lorsqu'elles sont relativement peu avancées, même lorsque, sur l'autre poumon, coexistent des lésions immobilisées depuis un certain temps ; — les hémoptysies abondantes, dont le retour peut être arrêté par le pneumothorax artificiel. Ainsi en a-t-il été dans trois cas de Finzi (1) et dans un cas de Faguioli (2). Ici la méthode peut intervenir efficacement, si la plèvre est libre, ce qui n'est pas constant ; mais alors il faut d'emblée injecter une grande quantité d'azote, et atteindre à une pression intrapleurale positive.

2° Dans la tuberculose pulmonaire aiguë, à forme pneumonique ou bronchopneumonique (phtisie galopante) : les lésions circonscrites à un seul poumon, quand, par l'évolution clinique, par la cuti-réaction et les réactions humorales, on est en droit de supposer que ce foyer n'est pas spontanément curable.

Les *contre-indications* résident soit dans l'état local, soit dans l'état général.

L'état local pose une contre-indication, lors-

(1) Finzi, *Gaz. degli Ospedali*, 1912, n° 79.
(2) Faguioli, *La Rif. med.*, 31 juillet 1911.

qu'il est caractérisé par des lésions profondes, bilatérales, sensiblement équivalentes comme étendue et comme âge, qu'il s'agisse de tuberculose caséeuse, ou de tuberculose fibreuse ; c'est ce qui se voit chez les phtisiques très anciennement atteints.

Il en est de même lorsqu'il existe des lésions de symphyse pleurale, qui s'opposent à l'établissement du pneumothorax. Ces lésions se trouvent souvent, totales ou partielles, dans les faits de la catégorie précédente. Pour cette même raison, bien des cas de tuberculose fibreuse unilatérale échappent à la méthode, et même certains cas de tuberculose caséeuse. Toutefois, nous avons dit combien le diagnostic de cette symphyse est malaisé, et que peut-être la chirurgie apportera dans l'avenir, pour nombre de ces faits, la possibilité de réaliser le pneumothorax. Il s'agit là, en réalité, non de contre-indications, mais d'impossibilité matérielle, dont les conditions pourront se modifier avec les perfectionnements techniques futurs.

L'état général constituera un empêchement à la méthode, lorsqu'il sera extrêmement précaire, d'où cette règle de ne pas attendre que la phtisie ait engendré un état de cachexie qui, par lui-même, et indépendamment de l'état local, devienne une contre-indication.

Le pneumothorax est encore contre-indiqué, lorsque d'autres localisations graves de la tuberculose autorisent à craindre qu'elles aboutissent à la mort avant que le pneumothorax ait eu le temps d'enrayer les lésions pulmonaires.

A cet égard, il faut savoir que la tuberculose laryngée n'est pas une contre-indication, et qu'on a même signalé des cas où cette détermination a été améliorée à la suite du pneumothorax artificiel.

Enfin, des tares étrangères à la tuberculose, telles qu'une lésion cardiaque mal compensée, des menaces d'insuffisance hépatique ou d'insuffisance rénale, un diabète grave, doivent arrêter l'emploi d'une méthode, qui demande des mois et des années pour réaliser ses résultats.

V. — RÉSULTATS THÉRAPEUTIQUES

La question des résultats de la méthode de Forlanini est d'une discussion délicate, si l'on tient à l'envisager sans aucun parti pris. Malgré l'abondance des documents, elle paraît encore difficile à trancher.

En effet, sur la quantité considérable de malades qui ont été soignés jusqu'ici par le pneumothorax, un nombre relativement restreint a pu être soumis au traitement un temps assez long, pour qu'on puisse juger définitivement de la valeur thérapeutique réelle de la méthode. Cependant des faits sont acquis, qui démontrent ses effets bienfaisants, et imposent son emploi dans les cas qui relèvent de son action.

Nous ne pouvons songer à rapporter ici la totalité des résultats actuellement connus ; nous n'aurions même pas la place de résumer les observations très bien étudiées, qui ont été publiées par Forlanini (1), au nombre de 163 ; par Brauer et Lucius Spengler (2) au nombre de 102. Nous nous contenterons de mentionner quelques-unes des statistiques parmi celles qui nous ont paru les plus abondantes, les plus complètes, et les plus soigneusement établies.

Statistiques de Saugman. — Saugman a publié deux statistiques, l'une en 1910 (3), l'autre en 1911 (4).

La première, qui s'étend de décembre 1906 à janvier 1909, comprend 33 cas, ainsi répartis :

1° Pneumothorax impossible à réaliser. 6 cas.
2° Résultats médiocres ou nuls........ 3 —
3° Résultats mauvais (aggravation).... 10 —

Aggravation par poussée du côté opposé, ou autre localisation.

4° Résultats bons..................... 10 cas.

(Encore en traitement.)

(1) Forlanini, *Ergebnisse der Inn. Medizin*, Bd. IX, 1912.

(2) Brauer et Lucius Spengler, *Beitr. z. klin. der Tuberk.*, Bd. XIX, H. 1, 1911.

(3) Saugman, *Beitr. z. klin. der Tuberk.*, Bd. XV, f. 3, 1910.

(4) Saugman, *Medizin. klin.*, 7e année, f. 45, avril 1911.

5° Guérison........................ 1 cas.

On a cessé les insufflations.

6° Trois cas particuliers (interruption par complication cardiaque, par négligence du malade, par intervention chirurgicale destinée à couper des adhérences, et suivie de mort).

La deuxième statistique donne les chiffres suivants :

1° Pneumothorax impossible à réaliser........................	25 cas.
2° Cas où les bons effets du pneumothorax étaient empêchés soit par des lésions graves du poumon opposé, soit par des complications.	23 —
3° Résultats nuls ou médiocres........	4 —
4° Résultats bons..................	10 —
5° Résultats très bons...............	18 —

Dont 5, chez lesquels le traitement est terminé depuis quatre à quarante-cinq mois.

6° 3 cas de mort par complication étrangère à la tuberculose.

Statistique de Wellmann (de Cologne) (1). — Elle porte sur 27 malades, répartis en trois groupes :

1° Pneumothorax réalisé et maintenu... 11 cas.

Les résultats furent satisfaisants, et on note deux guérisons.

2° Pneumothorax non maintenu...... 4 cas.
3° Pneumothorax impossible par suite d'adhérences........................ 12 —

Sur les malades du premier groupe, l'auteur compte 5 résultats très bons (où il est même parlé de guérison), 3 résultats assez bons, et 3 cas, où le traitement est, ou abandonné, ou en cours depuis trop peu de temps.

Pour les quatre malades du deuxième groupe, le pneumothorax a été rapidement abandonné pour des raisons diverses (pusillanimité des malades, lésions graves, ou bronchite du côté opposé).

Statistique de Piéry (2). — Elle porte sur 17 malades traités, et comprend : 10 pneumo-

(1) Wellmann, *Beitr. z. Klin. der Tuberk. u. spezif. Tuberk. Forschung*, 1910, XVIII, f. 1.

(2) Piéry, *Lyon méd.*, 3 mars 1912, et Le Bourdelles, Thèse de Lyon, décembre 1911.

thorax complets (phtisies caséeuses aiguës : 3 cas ; phtisie fibro-caséeuse progressive ou commune : 7 cas) ; 7 pneumothorax incomplets ou irréalisables, appartenant aux différentes catégories cliniques précédentes.

Piéry note des résultats immédiats excellents et des survies inespérées pour 2 cas de phtisie aiguë; un arrêt prolongé de la maladie pour 4 cas de phtisie chronique ; un arrêt momentané dans 3 cas ; dans tous les autres, les résultats furent nuls. Pas de guérison ; par contre, la mort est survenue 13 fois. Pour les observations les plus anciennes, le début du traitement remonte à un an et demi.

STATISTIQUE DE GEERAERD (1). — Elle ne comprend que 19 cas, dont 10 seulement sont assez anciens pour pouvoir entrer en ligne de compte. Sur ces 10 cas, on note :

Pneumothorax irréalisable............ 4 cas.
Pneumothorax partiel.............. 1 —
Avec amélioration notable et persistante.
Pneumothorax complet .... 5 cas.
Avec 4 résultats immédiats très bons, et un insuccès.

(1) GEERAERD, *Soc. des sc. nat. et méd. de Bruxelles*, 9 mai 1912, in *Presse méd.*, 12 juin 1912.

Statistique de J. Courmont (1). — Elle porte sur 16 cas, et comprend 5 succès, dont un très remarquable.

Les 10 insuccès se décomposent ainsi : 7 cas où il fut impossible de poursuivre le pneumothorax (adhérences) ; 3 cas, où une pleurésie définitive est venue compliquer le pneumothorax.

Statistique de Volhard (2). — Volhard a observé, à l'hôpital de Mannheim, les faits suivants :

1° Résultats mauvais................. 5 cas.

(La méthode parut nuisible.)

2° Pneumothorax impossible......... 10 cas.
3° — très petit........... 14 —

Sur ceux-ci, 8 morts, 1 aggravation, 3 non influencés, 1 amélioration, 1 guérison.

4° Pneumothorax incomplet.......... 25 cas.

Sur ceux-ci : 5 morts (dont 3 après amélioration passagère) ; 2 non influencés ; 6 amé-

(1) J. Courmont, *loc. cit.*
(2) Volhard, *Munch. med. Wochenschr.*, 6 août 1912.

liorations passagères ; 5 améliorations durables ; 7 guérisons.

5° Pneumothorax complet............ 14 cas.

3 morts ; 3 améliorations passagères ; 2 améliorations durables ; 6 guérisons.

Statistique de Molon (de Venise) (1). — Dans ces trois dernières années, cet auteur a pratiqué 45 pneumothorax qui se décomposent ainsi :

1° Cas où le pneumothorax fut impossible (adhérences étendues)................ 12
2° Cas où survinrent des complications graves extrapulmonaires............... 3
3° Cas de lésions bilatérales, où, après amélioration, la lésion du côté opposé s'est aggravée........................... 6
4° Cas où un pneumothorax partiel a déterminé une amélioration notable........... 3
5° Cas où, après une amélioration considérable, le traitement fut interrompu par suite du départ des malades............. 3
6° Cas où le traitement est encore continué, avec les meilleurs résultats.............. 18

(1) Molon, *Gaz. degli Ospedali*, 25 août 1912.

STATISTIQUE DE BURNAND (1). — Elle ne rapporte que des résultats immédiats, puisqu'elle est fondée sur des observations remontant, au plus, à dix mois. Sur 20 cas traités (il y a en plus 8 échecs, où l'application de la méthode fut empêchée), les résultats furent les suivants :

Résultats très bons (arrêt de la maladie).	2 cas.
Résultats bons (arrêt incomplet).......	3 —
Résultats satisfaisants (diminution des symptômes)......................	4 —
Résultats nuls......................	7 —
Non classés (cas récents ; ou complications intercurrentes).............	4 —

STATISTIQUE DE JACQUEROD (2). — Cet auteur a tenté le pneumothorax sur 23 malades ; l'intervention a échoué 8 fois ; elle a pu réaliser un pneumothorax suffisant dans 15 cas.

Amélioration momentanée...........	5 cas.
— persistante.............	10 —

Dont 2 cas d'arrêt d'hémoptysies abondantes,

(1) BURNAND, *Presse méd.*, 31 août 1912.

(2) JACQUEROD, *Revue méd. de la Suisse romande*, septembre-octobre 1912

mais le début des observations ne remonte pas à un temps assez éloigné (quelques mois).

Statistique de Keller (de Mannheim) (1). — En deux ans, cet auteur a essayé de traiter 40 malades sur 583 sujets observés.

6 fois, il a rencontré un échec immédiat ;

9 fois, le pneumothorax, incomplet, a dû être abandonné ;

25 fois, le pneumothorax, total ou partiel, a pu être continué.

Sur ces 25 cas, on compte :

a) Morts 6

b) Cessation du traitement 6

(Dont 1 sans effet.)

c) Résultats médiocres 4

(Persistance du bacille dans les crachats.)

d) Résultats satisfaisants 7

(2 améliorés ; 3 très améliorés ; 2 guéris.)

e) 2 cas sont en traitement depuis trop peu de temps pour qu'on puisse parler de résultats.

(1) Keller, *Beitr. z. klin. der Tuberk.*, Bd. XXII, H. 2, 1912.

STATISTIQUE DE DUMAREST (1).

Pneumothorax totaux	18 cas.
Résultats très bons	5 —
— bons	2 —
— médiocres	3 —
— mauvais	2 —
Décès	6 —

Donc 7 cas (38,88 p. 100) de résultats très bons ou bons.

Pneumothorax partiels	13 cas.
Résultats très bons	0 —
— bons	4 —
— médiocres	2 —
— mauvais ou nuls	5 —
Décès	2 —

Statistique globale	31 cas.
Résultats très bons	5 —
Résultats bons	6 —
— médiocres	5 —
— mauvais ou nuls	7 —
Décès	8 —

(1) Dumarest a publié dans la *Province médicale* du 12 novembre 1910 une statistique qui portait sur 27 cas. Sa statistique actuelle comprend 31 cas ; elle figurera dans la thèse de M. Murard, qui a bien voulu nous la communiquer. Nous tenons à remercier ici nos deux distingués collègues de leur extrême obligeance.

En résumé, 11 cas (35,47 p. 100) de résultats bons ou très bons.

Il convient d'ajouter que, pour ces 31 cas où le pneumothorax a pu être réalisé, Dumarest a rencontré 26 cas où les insufflations ont été ou impossibles ou abandonnées dès le début, en raison de symphyses pleurales, qui souvent n'avaient pu être diagnostiquées.

La lecture de tous ces travaux montre qu'il faut distinguer entre les effets immédiats et les effets lointains, proprement curateurs.

Effets immédiats. — Chez presque tous les malades traités, les effets immédiats sont, de manière évidente, favorables. Parfois, non toujours, la température s'élève passagèrement après l'insufflation ; mais c'est pour retomber presque aussitôt, et plus bas qu'auparavant ; une des conséquences les plus constantes du pneumothorax artificiel est la chute de la température, ou au moins sa régularisation à un degré inférieur à l'état antérieur, et souvent voisin de la normale.

La seconde conséquence, encore plus constante à nos yeux, est la diminution de l'expectoration. Ce phénomène, qui suit très rapidement les premières insufflations, s'accuse avec les progrès du collapsus pulmonaire, et peut aboutir au tarissement absolu, lorsque le pneumothorax est complet, et que l'expectoration n'est pas entretenue par des lésions de l'autre poumon.

En même temps que diminuent les crachats, on voit diminuer le nombre des bacilles de Koch qu'ils contiennent, et même ceux-ci finissent par disparaître. Ce résultat thérapeutique est des plus importants, et il convient de signaler l'intérêt qu'il présente au point de vue de la prophylaxie familiale et sociale.

En troisième lieu, des modifications heureuses de l'état général surviennent ordinairement : l'augmentation de poids n'est pas constante, surtout au début, mais elle finit par s'établir habituellement ; l'appétit, les forces reviennent, et, insistons sur cet avantage bien précieux, le malade retrouve le plus souvent sa capacité de travail. Tous les auteurs ont observé des phtisiques confinés au lit, semblant voués à une mort prochaine, qui pouvaient, grâce au pneumothorax, reprendre, peu après, leurs occupations habituelles, et vivre ainsi un temps plus ou moins long.

Le pneumothorax artificiel s'est donc montré capable d'arrêter une poussée évolutive de tuberculose, une tuberculose aiguë, d'enrayer une consomption progressive, et de fournir à des malades une survie compatible avec une existence acceptable, ou même quasi normale.

Toutefois, il ne faudrait pas croire que ce pouvoir d'arrêt soit constant, et que dans tous les cas on assiste à des résultats immédiats aussi favorables.

Dans un très grand nombre, la continuation du pneumothorax est empêchée. La présence d'adhérences est une des entraves les plus fréquentes ; ici, diverses éventualités peuvent se produire : ou bien on est amené à abandonner la méthode, devant le peu de bénéfice obtenu, et l'impossibilité de pousser plus loin le refoulement du poumon ; ou bien le pneumothorax partiel ainsi obtenu est mal toléré par le malade, en raison des douleurs, des tiraillements, de la dyspnée qui résultent des adhérences. Nous avons observé un malade chez lequel, après cinq insufflations, nous avons été obligé de cesser le traitement, parce que chaque insufflation provoquait des crachats hémoptoïques, sans doute en raison des tiraillements exercés sur le poumon par les adhérences pleurales. Faguioli, Molon ont signalé des faits analogues. Ou bien, enfin, dans des circonstances plus heureuses, le pneumothorax partiel a des effets salutaires et est bien toléré ; son entretien est donc indiqué dans les limites où il est réalisable (Dumarest).

D'autres causes peuvent encore déterminer l'abandon du pneumothorax : complication imprévue, poussée de tuberculose sur l'autre poumon [4 fois sur 13 cas (Schmidt), 2 fois sur 4 (Lexer), 1 fois sur 6 (Pigger), 1 fois sur 13 (Saugman)], indiscipline ou refus du malade ; enfin la mort peut arriver sans que le pneumothorax, tout en enrayant la marche de la maladie, ait pu la guérir, ni même l'arrêter complètement.

Résultats éloignés. — Toutes les statistiques montrent donc un « déchet » assez considérable de cas, que des circonstances diverses ont forcé d'abandonner au cours du traitement. Pour ces sujets, les résultats éloignés sont nuls ; mais il n'est pas sans intérêt de souligner que, pour quelques-uns, des résultats immédiats avaient été obtenus ; et que, pour aucun ou presque, l'intervention n'avait été, d'une manière certaine, l'origine d'une aggravation.

Par contre, le plus grand nombre des malades, chez lesquels le pneumothorax a pu être continué, en ont éprouvé un bénéfice appréciable ; pour beaucoup, une survie notable a été la conséquence des insufflations ; parmi ceux qui ont présenté des résultats favorables, on constate une gamme assez étendue dans le degré de cette heureuse issue de la cure.

Une des questions les plus obscures est l'influence du pneumothorax sur le poumon opposé. Elle a été bien étudiée par Ascoli, qui pense que célui-ci voit ses lésions, lorsqu'elles existaient, tantôt s'améliorer, tantôt s'aggraver. D'après cet auteur, l'élévation excessive de la pression intrapleurale est une cause d'aggravation des lésions du côté opposé.

Il nous semble que le pneumothorax doit exercer une influence fâcheuse sur le poumon opposé dans les cas où ce dernier est le siège de lésions en évolution ; d'où l'indication de ne pas s'adresser à des sujets porteurs de lésions bilatérales, lorsque celles-ci sont actives des deux côtés. Mais lorsqu'il s'agit de lésions anciennes, arrêtées depuis longtemps, dans un poumon, nous ne pensons pas que la compression de l'autre puisse exercer sur elles une influence fâcheuse, si cette compression est convenablement conduite, suivant toutes les règles d'une technique prudente et avisée.

Il n'existe, il faut bien l'avouer, qu'un nombre relativement minime de malades, qui aient été complètement guéris; c'est-à-dire de malades, chez lesquels les insufflations ont pu être abandonnées après arrêt de la maladie, cet arrêt s'étant maintenu un temps assez long après la cessation du traitement.

Mais quelques-uns de ces cas sont tellement remarquables qu'à eux seuls ils justifieraient l'essai de la méthode, surtout lorsqu'on met en regard l'innocuité de celle-ci.

Dumarest (*communication écrite*) possède trois observations de malades, qui, ayant eu un pneumothorax artificiel, peuvent être considérées comme guéries de leurs lésions tuberculeuses, le pneumothorax étant résorbé : le premier cas concerne une jeune fille, atteinte de lésions cavitaires, dont le pneumothorax a été entretenu du 5 août 1909 jusqu'en novembre 1910 ; à ce moment, l'entretien du pneumothorax a été empêché par la production d'un épanchement séreux et de fausses membranes ; le poumon a repris partiellement son expansion ; quelques signes stéthacoustiques ont réapparu au sommet, mais l'état général et fonctionnel est resté et reste encore excellent. — Le deuxième cas a trait à une jeune fille qui portait des lésions ulcéreuses extensives du lobe supérieur gauche avec infiltration du lobe inférieur ; pneumothorax le 31 avril 1910, continué jusqu'en novembre 1911 ; il est interrompu alors par suite du départ de la malade pour Le Caire, où elle passe l'hiver ; à son retour, on ne retrouve plus de bulle de gaz ; cependant l'état local et général de la malade est parfait ; aucun signe à l'auscultation, sauf ceux d'une symphyse, qui s'est établie. — Le troisième cas est encore celui d'une jeune fille présentant une infiltration fibro-caséeuse du lobe supérieur gauche, avec sclérose du sommet droit ; laryngite. Pneumothorax en mai 1911 ; en août, apparition d'un épanchement ; à la suite de ponctions et d'insufflations successives, la plèvre s'épaissit, enkyste l'épanchement ; puis le poumon reprend son expansion. Depuis le printemps 1912, le pneumothorax est arrêté ; l'état général est excellent, et il n'existe aucun signe local.

A vrai dire, dans deux de ces cas l'action du pneumothorax semble avoir été favorisée par la survenue d'un épanchement.

Dumarest attache d'ailleurs une grande importance à ces hydrothorax secondaires, qu'il a observés fréquemment, et dont le rôle est tantôt avantageux, tantôt fâcheux pour le malade.

L. Spengler (1) a publié 15 cas de pneumothorax interrompus et résorbés depuis un temps suffisant pour qu'on puisse juger des résultats définitifs du

(1) L. Spengler, *Munch. med. Wochenschr.*, 28 févr. 1911.

traitement. Chez ces 15 malades, le pneumothorax est supprimé depuis au moins neuf mois, dans un cas quatre ans ; les malades ne présentent plus ni toux, ni expectoration, ou au moins plus de bacilles dans les crachats ; tous ont récupéré leur pleine capacité de travail. La durée des insufflations a varié de quelques mois à deux ans ; dans 7 cas, elles se sont accompagnées d'exsudat. La durée de la résorption du gaz a été de trois à quatre mois, de cinq à dix mois, lorsque du liquide coexistait. Ces résultats sont d'autant plus remarquables que, pour tous, *le pronostic avant l'intervention paraissait mauvais ou très grave* ; il s'agissait, pour la plupart, de phtisiques condamnés à une mort prochaine.

Saugman dit avoir aussi observé des guérisons dans de pareilles conditions, 5 fois ; Molon, 3 fois (compression ayant duré un an dans un cas, deux ans dans 2 cas).

Forlanini (1) en rapporte 6 cas.

Volhard accuse 9 cas de cette espèce ; mais la lecture de ses observations n'est pas, pour toutes, également convaincante de la solidité de la guérison.

Von Muralt accuse 4 guérisons sur 16 cas ; Deneke, 4 sur 60.

(1) FORLANINI, *La Rif. med.*, janv. 1911.

Chez ces sujets guéris, Forlanini et d'autres auteurs ont pu constater par la radioscopie que le poumon avait recouvré son volume primitif et son expansion physiologique ; il n'y avait pas d'adhérences pleurales, et le jeu du diaphragme avait repris sa liberté normale.

La meilleure démonstration du retour de la capacité fonctionnelle du poumon guéri est fournie par les quelques observations, où un malade, guéri d'un côté par le pneumothorax, est traité ultérieurement, après résorption de ce premier pneumothorax, par un second pneumothorax, pratiqué sur le côté opposé pour une poussée nouvelle de tuberculose ; nous pouvons citer 3 cas de Volhard, et 2 cas de Forlanini (1), qui ont été ainsi soumis à deux pneumothorax successifs, et qui, pendant le cours du second, respiraient exclusivement avec le poumon antérieurement comprimé.

Ces faits prouvent que, lorsque le poumon collabé guérit de ses lésions tuberculeuses, il est susceptible, si l'on cesse les insufflations, de reprendre, au moins partiellement, son volume, et, en tout cas, sa fonction, de manière suffisante.

D'ailleurs, Forlanini (2), ayant étudié la fonction

(1) FORLANINI, *Deutsche med. Wochenschr.*, 19 janvier 1911.
(2) FORLANINI, *Deutsche med. Wochenschr.*, 9 février 1911.

respiratoire dans quelques cas de pneumothorax guéri, a constaté que le chimisme est qualitativement normal, mais que la fonction est quantitativement réduite par l'effet de la diminution de la surface respiratoire.

Il semble donc que les zones tuberculeuses guéries sont définitivement supprimées au point de vue fonctionnel, mais que les zones indemnes retrouvent leur capacité physiologique, lorsqu'elles sont décomprimées. Les quelques autopsies, pratiquées chez des sujets porteurs de pneumothorax artificiel, sont à cet égard tout à fait confirmatives.

Chez deux sujets morts d'une affection intercurrente pendant le traitement, Forlanini a pu constater, avec la persistance du pneumothorax, la guérison anatomique des lésions pulmonaires, la transformation du poumon en un bloc cicatriciel, ne renfermant plus trace de tubercules.

Grætz a publié l'autopsie de trois malades de Brauer : il y avait bien une tendance très marquée à la rétraction cicatricielle, mais pas de guérison complète, puisqu'on trouvait des foyers tuberculeux récents, d'ailleurs pauvres en bacilles ; les foyers circonscrits paraissaient plus heureusement influencés que les lésions diffuses.

Kistler (de Bâle) a fait l'autopsie d'un sujet,

mort d'hémoptysie après neuf mois de traitement; il a noté des lésions récentes sur le poumon opposé. Au niveau du poumon comprimé, sclérose surtout marquée autour des bronches et des vaisseaux, et du lobe inférieur, siège de la compression maxima, où le tissu fibreux a presque entièrement remplacé le tissu pulmonaire; dans le lobe supérieur, on voit encore des lumières alvéolaires et les cavités des cavernes; l'épithélium alvéolaire est, par places, transformé en épithélium cubique. Le tissu tuberculeux est pauvre en cellules géantes et en cellules épithélioïdes, et contient encore de nombreux bacilles.

Il nous faudrait encore citer les autopsies publiées par Saugman (une), par Carlström (2 cas), par Brauer et Spengler (5 cas), par Keller (1 cas), qui ne feraient que confirmer ces données; Carlström remarque que l'hypertrophie du cœur droit est rarement signalée.

Ces quelques autopsies montrent manifestement une tendance à la sclérose du tissu pulmonaire, à l'étouffement des formations tuberculeuses. Tel est le processus de guérison des lésions, par une transformation scléreuse, qui respecte jusqu'à un certain point, suffisant pour la fonction, les zones du parenchyme indemnes d'altérations tuberculeuses. Sans doute ces malades peuvent-ils rester exposés à un réveil de la maladie, car il est difficile d'admettre que tous les bacilles et tout foyer bacillaire aient disparu de leur organisme. Mais n'est-ce pas déjà un résultat remarquable que de voir, ce que ne réalise aucune autre thérapeutique actuellement connue, des phtisiques fébricitants, et cachectiques, guérir de leurs lésions, et reprendre la vie commune?

Il nous semble que l'étude des documents amoncelés invite à adopter actuellement les conclusions suivantes sur la valeur de la méthode :

Envisagé par rapport à la masse des tuberculeux, le pneumothorax artificiel ne peut, que pour un petit nombre de malades, apporter une amélioration, à plus forte raison une guérison ; un grand nombre de malades échappent à la méthode ; chez ceux qui peuvent en être justiciables, elle est inapplicable pour quelques-uns, elle donne des résultats nuls ou médiocres pour d'autres ; mais, dans quelques cas, ces résultats apparaissent remarquables, et même parfois vraiment extraordinaires. C'est pourquoi les médecins, qui ont pratiqué le pneumothorax, se laissent, à bon droit, moins impressionner par leurs statistiques que par les faits surprenants, qu'ils ont parfois rencontrés.

Si l'on met en regard de ces cures exceptionnelles, mais tout à fait satisfaisantes, l'innocuité de la méthode, on est amené, dans l'impuissance thérapeutique où se débat actuellement la phtisiologie, à proclamer les vertus de la méthode au delà même de sa portée réelle, et à recommander son emploi dans tous les cas où elle est indiquée et possible, avec l'espoir de faire profiter le malade d'une de ces résurrections prodigieuses, qu'elle accomplit quelquefois.

TABLE DES MATIÈRES

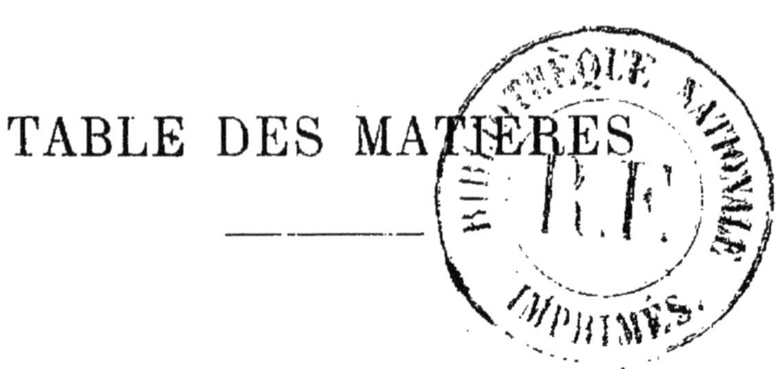

3604-12. — Corbeil. Imprimerie Crété.

www.ingramcontent.com/pod-product-compliance
Ingram Content Group UK Ltd.
Pitfield, Milton Keynes, MK11 3LW, UK
UKHW021113200726
13857UKWH00003B/1218

9 782012 861473